ジャパン・ニュートリション・アクションシリーズ 第1巻

人間栄養学とジャパン・ニュートリション

－ひとの栄養改善への道のり－

監修 一般財団法人 日本栄養実践科学戦略機構

著 中村 丁次

第一出版

はじめに

二〇二一年一二月七日、「東京栄養サミット2021」の開会式で、岸田文雄内閣総理大臣は「栄養の力で人々を健康に、幸せにする。」という著者の言葉を引用し、日本はこの思いを世界に広げます。」と挨拶した。日本栄養士会は、栄養改善の専門職の教育・養成と栄養士制度の創設を支援することをコミットメントして「Japan Nutrition Action 2021-2030」として開始した。この二年間、イタリア、インドネシア、タイ、ラオス、中国、マラウイ、フランス、ベトナム、インドの九か国を訪問し、学会、講演会、シンポジウム、ワークショップ等を通してそれぞれの国々における栄養問題を議論し、解決策を検討してきた。

日本は、明治維新以降、近代国家の建設を目指し「富国強兵」、「殖産興業」を掲げ、優秀な人材を養成するために栄養・食生活の改善に取り組んだ。特に第二次世界大戦の終戦前後は、深刻な飢餓になり、財源も食料も不足する中での栄養改善は著しく困難で餓死者も多発した。乗り越えられたカギになったのは、栄養改善の専門職である栄養士を国家資格にして、その活用を制度化する

「栄養改善法」を制定したことである。つまり、「栄養政策」と「栄養改善の人材養成」を国の重要課題として取り組んだ。学校に行けば、栄養士が作成した献立による給食が普通に出て、病院では三食の食事が提供され、企業の食堂では健康な食事が用意され、全てのライフステージで栄養にアクセスできる社会を作った。この日本の栄養(Japan Nutrition)を、世界の誇るべきモデルにすべきだと思っている。

しかし、この仕組みが簡単にできたわけではない。一九六〇以降、戦後の食料不足が解決されて栄養問題はもはや存在しないと考えられたことがある。「栄養学・栄養士不要論」が叫ばれ、栄養士制度廃止案が国会で議論された。日本栄養士会は真正面から反対した。食料問題が解決されれば栄養問題が解決されるわけではない。豊かな食事は人間の空腹感を癒して欲望と享楽を満たしてくれるが、逆に過栄養により肥満や各種の非感染性疾患を生み、医療費の増大は、国家財政にも影響を及ぼすことになる。さらに急速な経済発展は経済格差を生み、貧困層では食料の不足や質の低下をもたらし、新たな低栄養問題を起こす。

アフリカの大地に立った。マラウイの草原には、無心に草を食べている牛や羊の仔たちは、元気に飛び回っている。しかし、隣接する病院に入院する人間の子どもは、飢餓で瀕死の状態で動けないどころか悲しむ涙も枯れていた。人間の生命と生活が保障できる食事の在り方を基本テーマにしてきた栄養学は、誕生してから、今日まで、どれだけ人類に貢献できたのであろうか？　しかも、近年、栄養は保健、医療、福祉、教育、労働、経済、差別、ジェンダー、環境等に影響を与え、栄養が改善されないと全てのことが砂上の楼閣のごとく崩壊することがわかってきた。残念なことは、まだこのことに多くに人々は気が付いていない。気づいたとしても重要な課題として取り組まないのである。ＷＨＯ、ＦＡＯ、ＵＮＩＣＥＦ、ＷＦＰ等、多くの国際機関や国々のリーダーが、今日ほど「栄養は大切だ」と叫んだ時代はない。しかし、この地球上から栄養不良はなくならないし、地球温暖化、環境破壊、感染症によるパンデミック、さらに国際関係の緊張により状態は悪化してきている。

この本を読んで、今、考えてみてほしい。

人々の栄養状態が良くなれば、人々は健康になり、学習能力も労働生産性も向上し、物事が健全に考えられ、礼儀正しく立ち振る舞うことができるようになる。本書は、日本の栄養の歴史を紐解きながら、人間による、人間のための栄養の在り方を記述した。そして、この思いを世界に発信するために「日本栄養実践科学戦略機構」を二〇二四年四月に立ち上げた。この機構が最初に監修したのが本書である。

二〇二四年五月

中村丁次

目次

目次

目次

1章　ひとは、なぜ栄養を考えて食べるのか

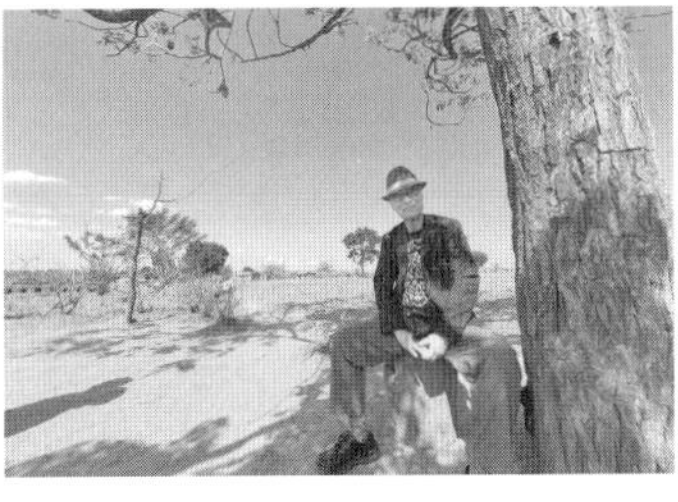

写真１　マラウィの筆者

1　ジャパン・ニュートリション、アフリカの大地を行く

二〇二三年、九月二十三日に成田を出発し、ソウル、エチオピアを経由してマラウイのリロングウェ国際空港に到着した。アフリカで最も美しい花といわれる紫のセントポーリアが満開で出迎えてくれた。そこから、赤茶けた広大な大地に延びるデコボコ道を車で走り続けて四時間、今回のベースキャンプであるムジンバに到着した(扉写真1)。今回の旅の目的は、公益財団法人味の素ファンデーションの支援先であるNPO法人カラーバス(Colorbath)の現地視察である。

翌日の早朝、一時間かけてマニャムラに移動してヘルスセンターを視察した。このセンターには診療所が併設され、約二〇〇人の外来患者及び約一五〇人の妊産婦と授乳婦が集まっていた。センターでは、出産一か月前から妊産婦の質素な共同生活が始まり、産気づくとその場で出産して、二日後に退所する。ここで、入所者と外来通院の妊婦さんを対象に栄養指導と調理実習が行われていたのである。

その内容は、毎食、食べているコーンスープのお粥「ポリッジ」に六つの食品群を揃える食べ方を教えることであった。とうもろこしだけではなく、大豆、きび、小魚を製粉して混合した粉をお

湯で溶き、さらに野菜、果物、砂糖を加えた「ミックス・ポリッジ」の作り方を実習も踏まえて指導していた。その地でとれる様々な食品を組み合わせることで、たんぱく質やビタミン・ミネラル不足を克服しようとする試みであり、この栄養改善をセンター内だけでなく、家庭でも継続的に実践していくようにすることが今回の課題であった。

実態を知るために、センター訪問後に調理実習の指導に当たっていた妊婦さんの自宅を訪問して生活を共にした。家の周りの畑では、いも類や野菜が栽培され、所々に柵が組まれて豚や山羊、さらに鶏が飼われていた。家畜の一部は、マーケットで現金化されて市販食品を購入することができるようになり、食事は徐々に豊かになりつつあった。

2　喜ぶことも、悲しむことも失った子ども

地域では最大の規模を誇る県立病院を訪れた。建物は古く、ベッドのパイプはさび付き、マットレスは破れ、使用不可能な機器があちこちに放置されていた。栄養欠乏症専門の病室に案内してもらい、三人の小児を紹介された。見た瞬間、二人がマラスムスで、一人がクワシオコールだとわか

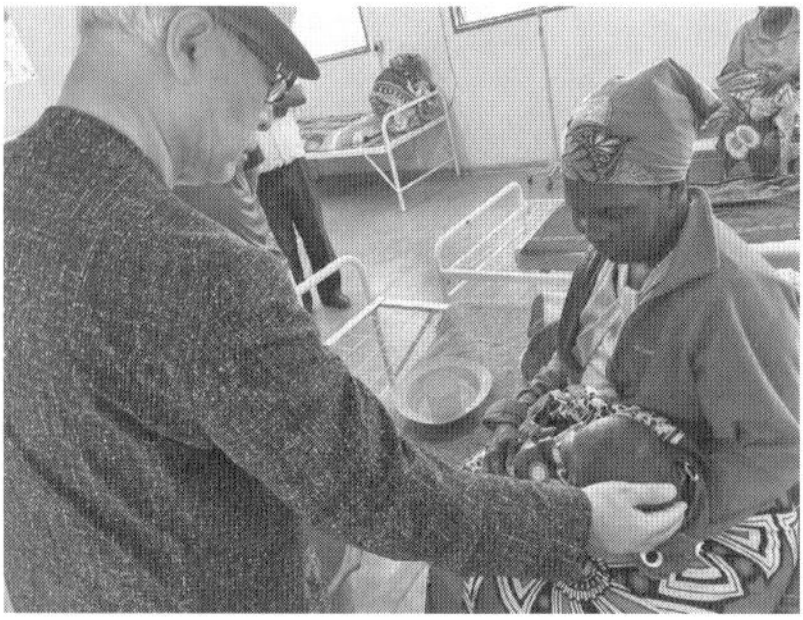

写真２　ムジンバ県立病院の母子

った。教科書に載っていた写真どおりだったからである。やせ細り、皮膚はしわしわで、小枝のようになった手足は、強く握ると折れそうであった。冷たくなった手足をさすっても、何の反応もなく、微笑むことはもちろん、泣き叫ぶ力も失い、無表情になっていた。

子どもの手を持ち上げて親子を見つめていると、私は徐々に目頭が熱くなり、その場から動けなくなった（写真２）。なぜ、ここまで心が大きく揺さぶられたのか、沈みゆくアフリカの大きな夕日を見ながら深く考えた。おそらく、あの子が生きる喜びはもちろん、悲しみさえも表現できなくなった原因も、解決方法も、さらに予防法もわかっていながら、何もできない自分への悔しさと申し訳なさだったのだと思った。

子どもたちの疾患名は「エネルギー・たんぱく質欠乏症」である。炭水化物、脂質、さらにたんぱく質のように人体のエネルギーや構成成分となる栄養素が十分摂取できない状態が長期に及んだときに発症する。したがって、エネルギーやたんぱく質を多く含む食品を摂取して栄養状態を改善すれば、予防でき、治療もできる。高価な薬や医療機器は必要なく、食料が溢《あふ》れ、過食や肥満で悩んでいる国や地域からそれらを運んでくれれば問題は解決するはずである。

しかし、現実は、そんなに簡単なことではなかった。

地球上に存在する全ての人々が、誰一人取り残さず適正なエネルギーと全ての栄養素を過不足なく摂取するには、食料の生産から摂取までの過程に関係する多種多様な要因の機能を正常化しないと成り立たないからである。例えば、自然環境の異常や戦争により農業が不安定になると食料の生産が困難になり、たとえ食料が手に入ったとしても、加工、貯蔵、運搬、流通、さらに販売の機能が少しでも低下すると、通常の食事を維持することは困難になる。しかも食料が安定的に供給されたとしても、消費者の選択や摂取方法が間違っていれば適正な栄養状態は維持できなくなる。

つまり、安定した食料供給と健全な栄養の維持には、関係するすべての人々と組織が努力し続けなければ、栄養の過不足が生じ、飢餓と肥満はどこでも、いつでも発生する危険性を持っているのである。ＷＨＯ、ＦＡＯ、ＵＮＩＣＥＦ等の国際機関、それぞれの国や地域の代表が、今日ほど「栄養は大切だ」と叫んでいる時代はない。しかし、世界の栄養問題は減少しないどころか、地球温暖化、新型コロナウイルス、ロシアのウクライナ侵略、さらにイスラエル・パレスチナ問題以降、つまり「ポリクライシス（複合危機）」下で飢餓と肥満がさらに増加し続けているのである。

3　パンダは、なぜ笹の葉だけで生きていける？

私は、子どもたちへ栄養の話をする際、いつも、最初にパンダの話をする。パンダが子どもたちから愛されていることもあるが、それ以外に、いつも、親から好き嫌いなく食べるように注意されている子どもは、好きな笹《ささ》の葉だけで生きていけるパンダを羨ましく思っているからである。

「なぜ、パンダは笹の葉だけで生きていけるのかな？　肉を食べなくても筋肉隆々だよ」。質問すると奇想天外な答えが返ってくる。

「筋肉に変える装置を体内に隠しているんだ」「笹の葉の裏に肉が貼ってあるから」「実は笹にはパンダに必要な成分が隠してあるんだよ」等々である。正解は、「パンダの消化管内に大量の腸内細菌が存在し、それらが笹の葉のセルロースを分解し、糖質、アミノ酸、さらにビタミン類等を産生し、パンダはそれらを吸収して生きています」である。パンダのみならず、馬、牛、象などの草食動物は、このように消化管内微生物と共生している。したがって、草食動物の消化管の長さは肉食動物に比べて数倍長く、活動している間中、草を食べる必要があり、消化、吸収に多くの時間を要している。

人類の祖先であるホモ・サピエンスも、ジャングルで生活していた頃は、草木や果実、種実さらに小動物を食べていた。しかし、アフリカで大地溝帯の形成が起こり、ジャングルが分断され、サバンナに放り出されたサルは、乾燥地で大量の草木や果実がなくなったので、猛獣の食べ残しを食べるようになった。すると肉類は栄養素が豊富で消化、吸収が良く、特に、食べ残された骨の中の骨髄は、栄養豊富なスープで、これらを食べることにより体格が大きくなり、直立二足歩行が可能になっていった。

4　雑食と人類の進化

直立二足歩行の獲得は、人類への進化のカギになった。立ち上がることにより視線が高くなり、遠くの食べ物を探すことができ、身体の負担が少ない合理的な移動方法なので遠くまで出かけ、前足が手になったことにより食物を運べるようになった。分子古生物学者の更科功博士は、このことを「食糧運搬仮説」と言っている。

さらに、動物性食品は消化が良く、たんぱく質、脂質、ビタミン、ミネラルが豊富なので、消化に負担がかからず、脳・神経系の機能を発達させることができた。草食動物は、消化管内微生物による発酵で栄養素を産生、吸収することができるが、それには多くの時間とエネルギーを要することになる。動物を食べるようになると、消化液と消化管ホルモンの作用で消化分解された栄養素を直接吸収でき、消化、発酵、吸収に要するエネルギーが節約でき、その分が脳・神経の発達に寄与できたのである。ホモ・サピエンスは、脳・神経の発達により、知恵や技術を見出し、火を使い、農業や狩猟の技術を発展させ、他動物と比較すれば「とんでもない雑食」を手に入れることになった。このことにより、人類は自分たちの周りに生息するあらゆる動植物を食物にすることが可能となり、地球上の至るところに生息できるようになった。パンダは、笹の葉だけで生きていけるが、笹の葉のないところでは生きていけないのである。

5　偏食で絶滅したネアンデルタール人

私は、ホモ・サピエンスが人類に進化した原因に「雑食栄養仮説」を唱えている。そのヒントになったのが、我々の最大のライバルで、ヨーロッパで進化したネアンデルタール人が絶滅した理由である。ネアンデルタール人は、頑強で頭もよく、活動的であった。例えば、かれらの脳容量は約一五五〇ccで、ホモ・サピエンスは約一四五〇ccと小さかった。ちなみに、現代人の脳は約一三五〇ccでさらに小さい。脳は筋肉と同程度にエネルギー消費量が大きく、大きい脳を持つとエネルギーの必要量は多くなり、基礎代謝量は増大するので、ネアンデルタール人の基礎代謝量は、ホモ・サピエンスの一・二倍であった。体格も大きかったので、本来、生きていくには多くのエネルギーと食料が必要であった。

しかし、ネアンデルタール人は限られた動植物しか食べず、ホモ・サピエンスから見れば「偏食」だったのである。地球が寒冷期に入り、ヨーロッパの陸地から動植物が減少すると、彼らは地中海まで南下し、一時、ジブラルタル半島に数家族が生息していた。しかし、最後は食べ物を失い絶滅した。一方、南アフリカで進化したホモ・サピエンスは、寒冷期で陸上に食料が不足すると、海に目を向けて魚介類や海藻まで食べて生き伸びた。つまり、偏食のない雑食したホモ・サピエンスのみが人間への進化の切符を手に入れたのである。

直立二足歩行という優れた移動方法を手に入れ、雑食性を拡大することにより、人類は過酷な地球環境の変化の中でも生き延びた。しかし、このことは、人類が雑食性を意図的に選択したのではなく、本来食いしん坊で、何でも口にして必死に生きようとしたホモ・サピエンスのみが生き延びて現在人へ進化できたと考えた方が合理的だと思っている。

私は、前述したようにアフリカへ行った。それは栄養改善の視察であったが、以前から人類発祥の地に行き、現地の生活をどうしても体現したかったからである。視察が終了して空港に向かう途中、ドライバーが急停止し、ある食べ物を購入して私の前に差し出した。頭も、尾も、毛も付いたままの「ネズミの干物の串差し」であった(写真3)。新鮮な穀物を食べているので安全だと私に勧めた。ライオンの死肉を最初に食べて、雑食を発展させたホモ・サピエンスの心境になり、ネズミの頭をがぶりとかじった。カニ味噌のような味がし、胴体になるとスルメイカの味になった。食べられないわけではないが、日常的に食べるにはまだまだ修行が必要だと思った。

6　栄養学の誕生

ホモ・サピエンスが人類に進化した要因に雑食があるが、この雑食には重要な課題が残されていた。

それは、「多種多様な動植物を食物にしたために、これらの中から適正に食物選択ができる知恵が必要になった」ことである。私は、この課題に科学的に答えたのが「栄養学」であると考えている。何らかの原因で、ある食物が不足し、逆にある食物ばかりを食べ過ぎて、適正な雑食が維持できなくなると栄養素の過不足状態が発生し、病気になり、多くの人々が死亡した。このような事例は、歴

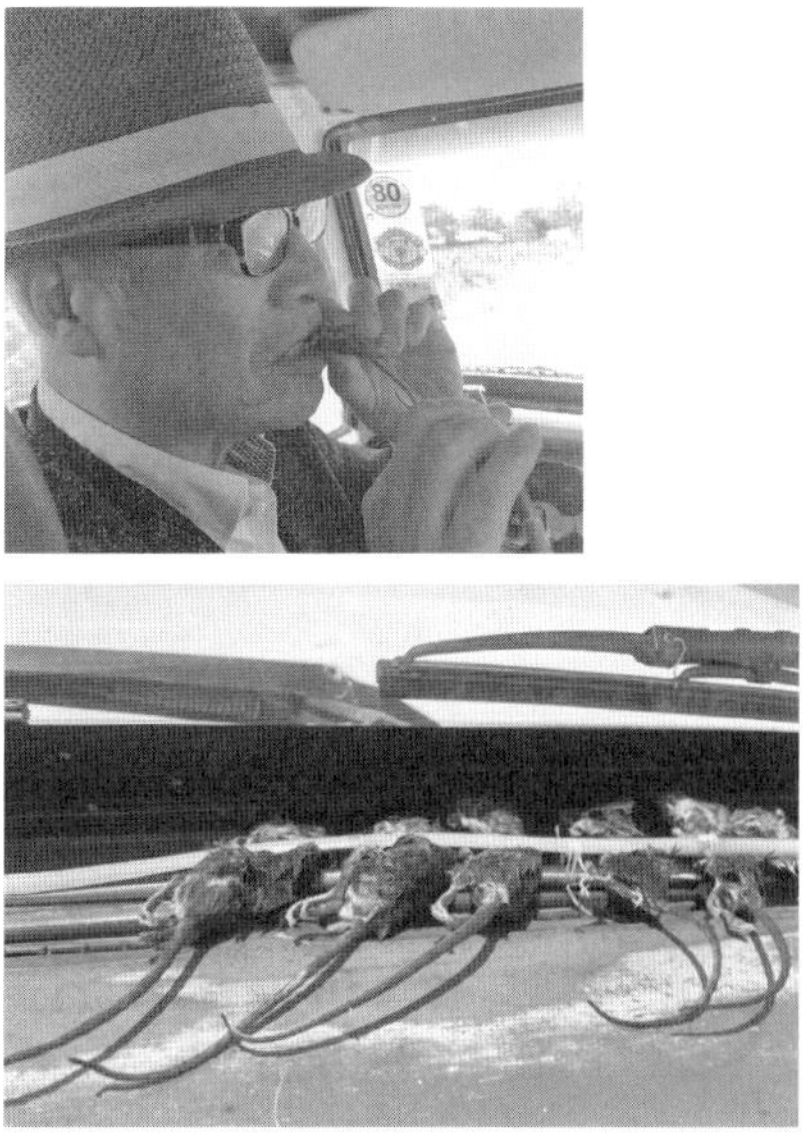

写真３　ネズミの干物

史上、多く存在する。

そこで、適正な雑食を支える「栄養学」について、考えてみる。

「にんじんには栄養がある」。よく言われるが、実は、この表現は間違っている。にんじんに存在するのは「栄養素」であり「栄養」ではない。栄養(nutrition)とは、生体が食物等を摂取して、消化、吸収、代謝することにより、生命を維持し、成長、発育して生活を営む一連の状態をいう。食物に存在しているのは栄養素(nutrients)という成分であり、これらの摂取が著しく偏り、過不足状態が長期に及べば欠乏症や過剰症という病気になる。

「にんじんには、ビタミンAとして作用するカロテンという栄養素がある」というのが正しい言い方である。栄養素には、主として生体の構成成分になるたんぱく質や生体の活動源となる炭水化物と脂質があり、これらはエネルギーを産生することから「エネルギー産生栄養素」という。さらに、エネルギーにはならないが代謝調整の役割をするビタミン、生体の構成成分や調節を司るミネラルがあり、これらは摂取量が微量なことから微量栄養素(micro-nutrient)という。

このような栄養学を誰が最初に考えたのか断定することは難しい。それは、学問は以前の成果を基に、連続的にレンガを積み重ねる作業であるために、いつ、誰が栄養学の扉を開いたのか決めることが困難だからである。しかし、時々、偉大な研究者が現れて大きなレンガを積み、従来の流れとは独立して新たな流れの学問を体系化することがある。栄養学では18世紀の後半に活躍したフランスの科学者ラボアジェ(Lavoisier)もその一人である。彼は生体が酸素を消費し、炭酸ガスを発生し、その量は発生熱に比例することを証明して、エネルギー代謝量が食物摂取や労作により増大することを見出し、エネルギー代謝の基礎を築いた。つまり、ひとは、生きていくためには生命のエネルギーが必要で、それは食物が燃焼するエネルギーから獲得していることを主張したのである。

7　生命のエネルギーの源

一八九一年、ドイツ人のルブネル(Rubner)は、エネルギー代謝量が体表面積に比例することを見出し、炭水化物、脂肪、たんぱく質が熱源となることも発見した。一九〇三年にはアメリカ人のアトウォーター(Atwater)が食物に含まれる熱量を直接測定できる装置を開発し、食品に含まれる栄養素の熱量は、一gにつき炭水化物は四kcal、脂質は九kcal、たんぱく質は四kcal

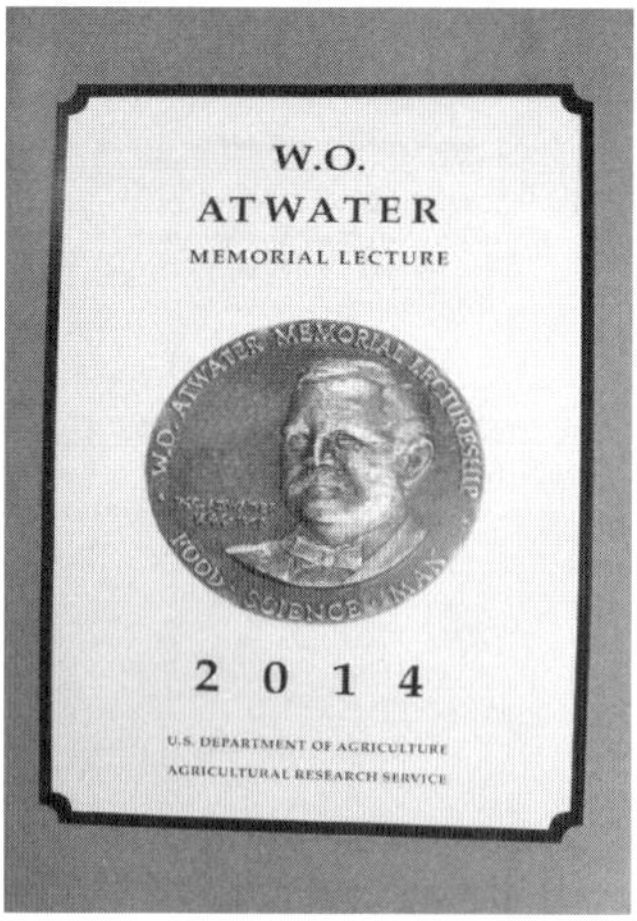

写真４　アトウォーター記念講演の楯
アトウォーター係数の算定は、国家の威信をかけた研究であり、現在でも全米栄養学会のアトウォーター賞は、最も権威ある賞である。

であることを見出し、アトウォーターの係数を定めた（写真４）。

各栄養素の構造や生理作用に関する研究も進み、一九世紀には、糖質の消化が解明されて各種の消化酵素が発見された。二〇世紀の初頭には、吸収された糖質の代謝研究が始まり、一九三七年には、糖質が解糖され炭酸ガスと水へ酸化されてエネルギーを産生するTCAサイクルがクレブス（Krebs、ドイツ）により発見された。脂質が酸化されてエネルギー源になることは二〇世紀になり解明され、その後、リービッヒ（Liebig、ドイツ）らが体内において他の栄養素から脂質が合成されることを発見した。

脂質は、単なるエネルギー源だけではなく、成長、生殖、さらに皮膚等の生理作用に関与する必須脂肪酸が含有されていることもわかってきた。一九世紀になりたんぱく質の本格的研究が始まり、その栄養価が食品中に含有される窒素量に関係することがわかった。二〇世紀になると、アミノ酸から構成されていることが確認され、たんぱく質の質がそのアミノ酸構成により決定することが明らかにされた。その後、体内で合成されないか、合成されても摂取しないと不足する必須アミノ酸と合成される非必須アミノ酸の分類、アミノ酸の必要量、アミノ酸バランス、さらに各種たんぱく質やアミノ酸の生理作用の研究へと発展した。

8　エネルギー源とはならない栄養素の発見

一九世紀後半には、炭水化物、脂質、たんぱく質の三大栄養素だけでは動物が完全に育たないことがわかり、副栄養素の存在が推測されていた。我が国では、長きにわたり、白米を大食する人々の中から発症する神経症状を伴う難病に悩まされていた。日清・日露戦争では、多くの兵士が脚気で死亡していた。特に、陸軍では脚気は感染症だと考え衛生管理を徹底したが、患者を減少させることはできなかった。しかし、海軍は早くから従来の和食から洋食に切り替えることにより脚気を予防していた。一八九〇年、エイクマン（Aikman、オランダ）が、脚気症状を示す鶏の飼料に米ぬかを添加するとその症状が治ることを発見し、一九一一年、フンク(Funk、ポーランド)は、米ぬかからその有効成分の結晶化に成功し、それがアミンの性質を有していたことから生命のアミン、つまり「ビタミン：vitamin」と命名した。日本でも鈴木梅太郎が米ぬかからの単離、結晶化に成功してオリザニンと命名していた。

大航海時代、航海が長期に及ぶと、船員の約半数に出血が始まり、歯が抜け、傷口が開き、黄疸が起き、手足が効かなくなる難病で死亡した。一六世紀から一八世紀の間に約二〇〇万人の船員がこの病気で死んだ。英国のクック(Cook)船長は、リンド(Lind)医師の助言に従い、当時地方の民間療法だった柑橘類を船員に与え、この病気を完治させたのである。この難病は、新鮮な野菜や果物の不足によるビタミンC欠乏症である壊血病だった。

一八世紀には、血液に鉄が含有されることがわかり、骨もカルシウムやリンから構成されていることがわかってきた。二〇世紀に入り、甲状腺腫がヨウ素欠乏で起こることが解明された。その後、多くのビタミンやミネラルが発見され、その生理作用や食品における含有量が明らかにされてきた。

2章　日本の近代化と栄養学の導入

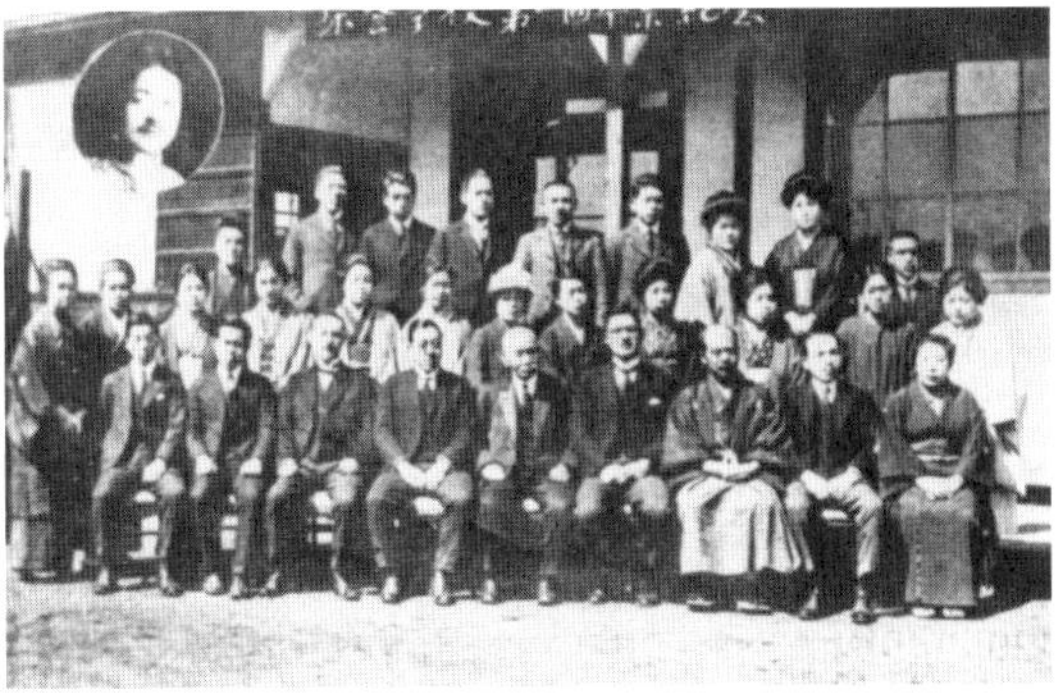

写真7　佐伯栄養学校第1回卒業式
(大正15年3月15日　東京芝金杉川口町)
円内 佐伯矩(欧米諸国講演出張中)

1　国民を強くするための栄養学

ヨーロッパで誕生した栄養学が日本に導入されたのは、明治維新以降である。江戸時代、医療の中心は中国医学であり、健康と食事の関係は、陰陽五行説を基盤にした「食養生《ようじょう》」として議論された。一八八七(明治二〇)年、政府は、医学の近代化を図るためにドイツ医学を導入することを決定し、栄養学は、その一部として紹介された。当時、日本に招聘されたドイツの医師フォイト(Voit)は、東京帝国大学医学部の学生たちに「食事は嗜好で食べるのではなく、含有される栄養成分によって食べなければならない」と栄養の概念を講義したのである。

明治政府は、近代国家の建設を夢見て「富国強兵」「殖産興業」を目標に国民の体位向上と兵士の体力強化を掲げた。栄養学は、その目標を達成するための論拠に活用され、その象徴が肉食の推奨であった。日本人は、もともと稲作中心の食文化を持ち、天武天皇が「肉食禁令発布」を出して以来、その風習は江戸時代まで続いていた。しかし、江戸時代後半になると海外との交易が進み、都市部や開港地域から次第に西洋料理の影響を受けたレストランが誕生した。例えば、一八六二(文久二)年に横浜に牛鍋屋が、一八六七(慶応三)年には江戸高輪に肉屋が開店し、西洋料理が本、新聞、雑誌等に紹介された。

興味あることは、このような食事の洋風化は西洋料理が日本料理食を駆逐するのではなく、融合という形で進み、新たな食文化が形成されていったことである。和食に西洋料理を組み合わせた和洋折衷料理も誕生した。例えば、あんパンは、洋食のパンに日本の伝統的甘味であるあんこを詰めたパンで、今や日本人に最も愛されるパンになっている。食事の洋風化は、質素な日本人の食事では不足傾向にあったエネルギー、たんぱく質、脂質、ビタミン、ミネラルを補給してくれたのである。

2　海軍と陸軍の脚気論争と食育基本法

江戸時代、日本人にとって、白米（銀シャリ）を腹いっぱい食べられることは憧れであった。米は年貢として納める作物であり、庶民はさつまいもや麦、ひえ等を主食としていたからである。一八七三（明治六）年、明治政府は、米から貨幣納税に改めたために農家の手元に米が残り、米作の改良により増産し、さらに養蚕業により現金が手に入り米が購入できるようになった。脱穀技術の進歩により、おいしい銀シャリが普通に食べられるようになったのである。

銀シャリを主食にする食事の普及は、結果的にはビタミンやミネラルの栄養素の欠乏を招くことになり、その一つとして脚気が多発した。特に軍隊では、深刻な問題になった。入隊すると銀シャリが好きなだけ食べられると勧誘の宣伝に使っていたので、たとえ白米が脚気の原因になるとしても簡単に中止することができなかった。陸軍では、特にその傾向が強かった。

しかし、海軍軍医総長の高木兼寛は、このような食事こそが脚気の原因だと考え、洋食への変更を命じた。高木は、留学先のイギリスでは脚気は見られず、その原因は食事の違いだと考えたからである。しかし、ドイツ医学の本流を歩み、細菌学者コッホのところに留学した陸軍軍医森林太郎（森鷗外）は、脚気の原因として「細菌感染説」や「中毒説」を主張し、真っ向から対立したのである。陸軍と海軍による脚気論争は、軍隊同士の脚気戦争にも発展した。

一八八二（明治一五）年十二月から二七二日間、日本→ニュージランド→チリ→ペルーを回り帰国した海軍練習船「龍驤《りゅうじょう》」の乗組員三七一人から、脚気発症者が一六〇人、脚気死亡者が二五人発生し、海軍内の大事件になった。航海中、兵員は白米を主食にした和食を食べ続けていたのである。海軍での衝撃はすさまじく、洋食の完全導入が実施された。

高木は、その論拠を得るために大規模な臨床実験を行った。一八八四(明治一七)年二月から一八七日間、軍艦「筑波」を、脚気が発症した「龍驤」と同じルートで航海させた。この間の食事は、麦飯、肉、コンデンスミルク、ビスケット等の完全洋食であった。その結果、乗組員三三三人中、脚気発症者は六人、脚気死亡者は〇人まで減少した。

海軍が食事の改善を行っていながら、陸軍は伝統的な白米食に固執した。政府は、一八九四(明治二七)年、日清戦争の際、兵食を麦飯へ変更することを指示したが、陸軍幹部の猛烈な反対で実施されないまま、戦争に突入した。結局、戦争中、陸軍では脚気発症者が海軍に比べて約一二〇〇倍、脚気死亡者は約四〇〇〇倍となった(表1)。つまり、大砲や銃による戦死者の四倍の兵士が栄養欠乏症で亡くなったのである。

二〇〇六(平成一八)年、日本政府は世界に先駆けて「食育基本法」を、国家の基本法として公布した。検討委員会の最終日、座長の小泉純一郎元総理は、最後の挨拶の中で、この陸軍と海軍の脚気論争の話を出し、「我が国は、国家が栄養政策を間違って多くの死者を出し、国民に迷惑をかけたことがあ

表1　日清・日露戦争時の脚気発症状況

	陸　軍	海　軍
出兵	240,616 人	3,096 人
戦死者	1,132 人	337 人
脚気発症者	41,431 人	34 人
脚気死亡者	4,064 人	1 人

る。栄養は、国家にとって重要なことであり、この法律を国家の基本法にしたい」と会議を締めくくったのである。

3　食料危機と栄養研究所の創設

明治政府は、栄養学の導入により国民の体位を向上させ、強い日本人を作ろうと考えていた。近代化により欧米列強国と対等になりたかったからである。しかし、思ったほど成果が出なかった。当時、栄養学は、エネルギー源となる栄養素以外に微量栄養素の存在が議論され始めた頃で、研究者は新たな栄養素を発見することに熱中していたからである。このことを心配して見ていたのが、アメリカのエール大学で生理・生化学、さらに細菌学を学んでいた佐伯矩《さいきただす》博士である。彼は、栄養学は実践され、人々の役に立つことに意義があると考えていた。そこで、一九一四(大正三)年、東京・芝白金三光町に私費を投じて「栄養研究所」を設立した。研究所では栄養に関する様々な研究が行われ、「偏食」「栄養食」「完全栄養食」「栄養効率」「栄養指導」等、今では、一般的に使用されている用語を誕生させた。

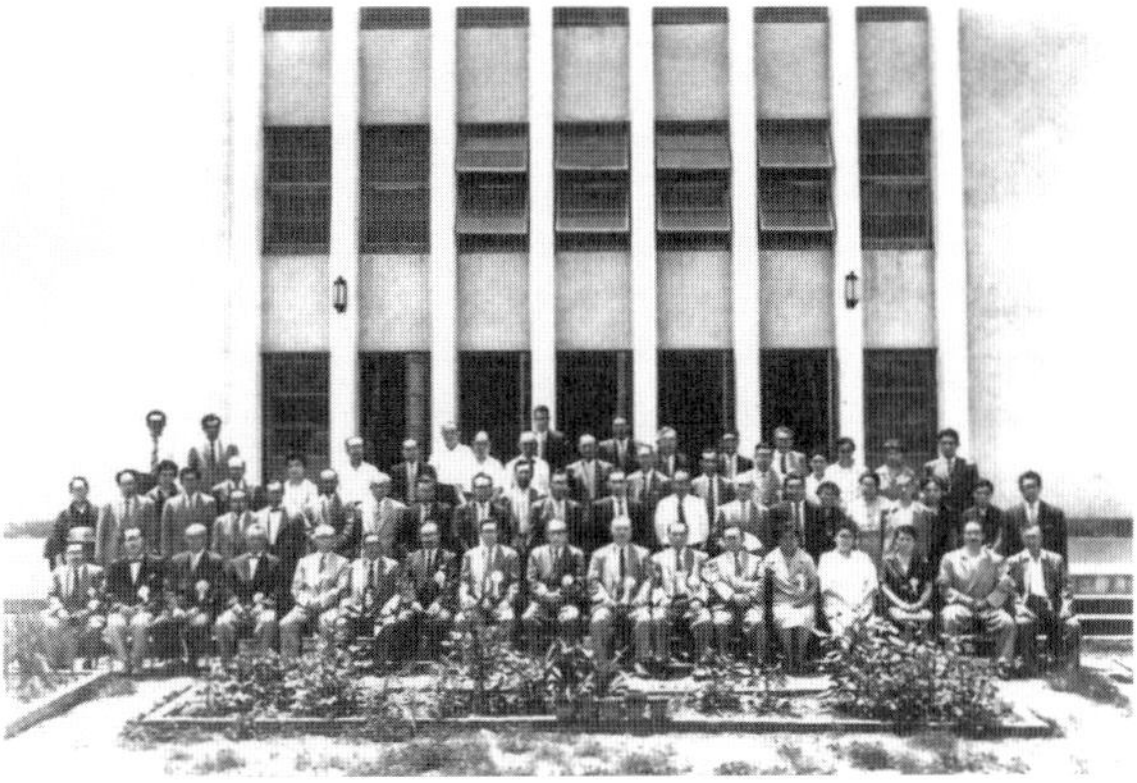

写真５ 創設当時の栄養研究所（1921 年）
佐伯矩博士は、栄養学の独立と総合的研究を主張し、栄養研究所を設立した（1921 年）

一九二〇（大正九）年、国は、この研究所を「国立栄養研究所」として内務省の付属機関に位置づけ、翌年、小石川駕籠町に新庁舎を設立し（写真５）、初代所長に佐伯博士が就任した。

なぜ、日本政府は、国立の栄養研究所に格上げして、栄養政策に積極的に取り組むことになったのか？

それは、当時の深刻な時代背景があった。具体的な契機になったのは二〇一八（大正七年）に起きた「米騒動」である。明治維新以降、国家の近代化により国民の収入が増加し、人々はご飯を食べられるようになっていたが、第一次世界大戦による好景気で工業労働者が増加し、農家から人材が流出して労働力不足となり、米の生産量は伸び悩んだ。しかも、米の輸入量が減少して価格が徐々に高くなり、地主や商人が米穀投機を始めて売り惜しみや買い占めが流行し、価格が異常に高くなったのである。庶民は米を手に入れることが困難となり、主要都市で「米寄こせ」運動が始まり、次第に反政府運動へと拡大した。各地で集会や焼き打ちが起こり全国に飛び火し、運動への参加者は一〇〇万人を超えた。

政府は、栄養の重要性を感じて「国立栄養研究所」を設立したのである。研究所では栄養の総合的研究が進められると同時に、新聞、ラジオ、一般雑誌等を通して栄養の普及活動も積極的に行われた。普及活動の主たる内容は、主食偏重の食事を改善し、米への依存を軽減させると同時に、副食を充実させてたんぱく質、脂質、ビタミン、ミネラルの摂取量を増やすことであった。

4　栄養専門職の養成が始まる

佐伯博士は、マスコミを介した情報提供だけでは国民の栄養改善を達成することが困難だと考え、栄養の実践的指導者を養成することを決心する。医者に包丁を持たせることはできず、調理師が医学を学ぶことは困難であったことから、両方の知識を有する専門職を作ろうとしたのである。

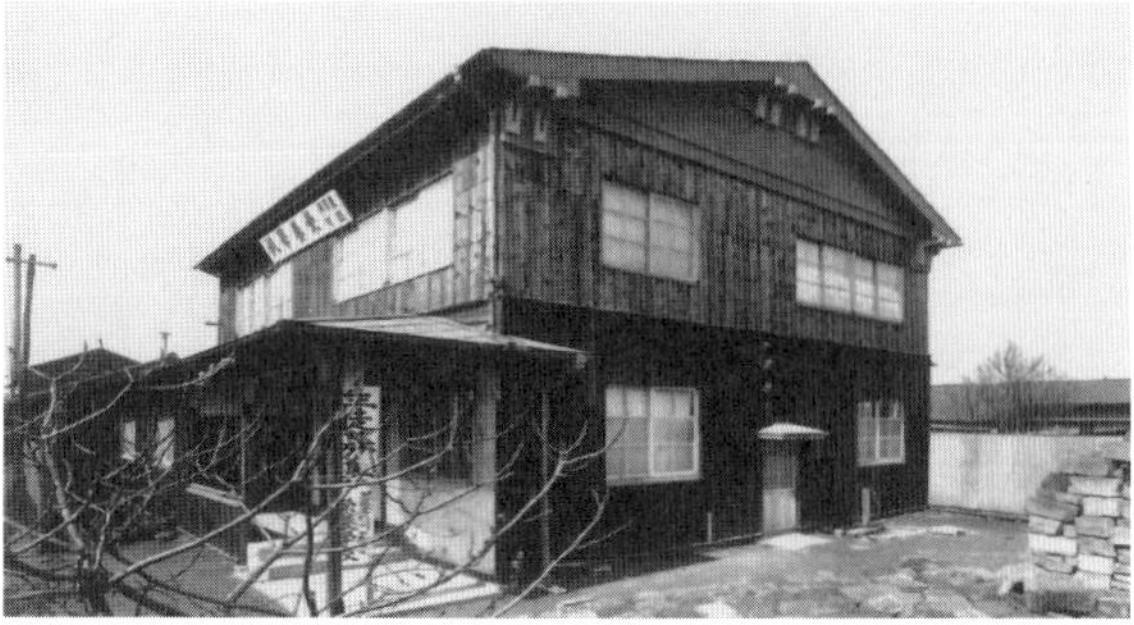

写真６　佐伯栄養学校　創立頃の様子（1924 年頃）

一九二四（大正一三）年、私立栄養研究所の跡地に、我が国最初の栄養の専門職を養成する「栄養学校」を設立した（写真６）。翌年、第一回の卒業生十三人が誕生し「栄養手」と呼ばれ、栄養士の先駆けとなった（扉写真７）。卒業生は、学校の教員、料理研究家、行政機関での栄養専門官、病院、給食施設等に就職し、栄養改善の最前線で活躍することになる。しかし、彼らは正式な国家資格の取得者ではなかった。

「栄養手」が誕生して二十年後、一九四五（昭和二〇）年五月、国は、厚生省令第一四号にて「栄養士規則」を制定した。つまり、二十年経過してようやく栄養士が国家資格になったのである。当時、戦争末期でＢ29の空爆により国土は焼土化し、食料不足による栄養失調が深刻な社会問題化していた。上野の駅前には、毎日のように餓死した子どもの遺体が積まれ、早朝、都の職員がリヤカーで集めて歩いていた。しかも、いかがわしい栄養食品や健康法が流行し、人々は何を信じ、何を食べればよいのか、わからなくなっていたのである。終戦直前の絶望的状況の中で、日本の栄養士は誕生したことになる。

国は、栄養士規則を制定した目的として、①栄養士の身分、業務を国家的に確定し、国民栄養に対する指導の統一と徹底を図ること、②食料事情を踏まえて、戦力増強の基盤である工場、事業所、食料供出後の農村等に対する栄養指導の強化をあげた。つまり、日本の栄養士は、国家の崩壊により生じた飢えに苦しむ人々を救うべき救世主となることを希求されたのである。

付表　日本の栄養改善の歴史

一八六八	明治元年	明治維新
一八七一	四年	ドイツ人軍医テオード・ホフマン（内科学） ドイツ医師フォイト「動物の栄養について出版」 栄養学を日本に紹介
一八七二	五年	群馬県富岡製糸所で三〇〇人の給食開始
一八八四	一七年	高木兼寛、脚気予防のために兵食に麦を混入
一八八六	一九年	森林太郎、「日本兵食論」を著す
一八八九	二二年	山形県忠愛小学校で給食開始
一九一〇	四三年	鈴木梅太郎、米糠からオリザニンを発見
一九一四	大正三年	佐伯矩、栄養研究所を開設
一九一八	七年	佐伯矩、「栄養」に統一することを建言
一九二〇	九年	内務省の国立栄養研究所を設置
一九二四	一三年	慶応大学医学部　食養研究所を創設 佐伯栄養学校開設
一九二六	一五年	第１回卒業生「栄養手」一三名が誕生

一九三四　昭和九年　「栄養士会誌」創刊
一九三八　　一三年　「栄養学会」日本医学会第13分科会として認められる
　　　　　　　　　　国立栄養研究所に付属栄養療院開設
一九四五　　二〇年　厚生省創設に伴い国立栄養研究所は内務省から厚生省へ
　　　　　　　　　　終戦
　　　　　　　　　　栄養士規則公布／大日本栄養士会創設
　　　　　　　　　　大日本栄養士会設立
一九四六　　二一年　国民栄養調査始まる
　　　　　　　　　　ハウ大佐着任
　　　　　　　　　　GHQララ物資について覚書
　　　　　　　　　　第一回日本栄養士会開催（宝塚劇場）
　　　　　　　　　　経済安定本部「国民食糧及び栄養対策審議会」設置
　　　　　　　　　　厚生省公衆保健局に栄養課新設
一九四七　　二二年　学校給食制度開始
　　　　　　　　　　「栄養士法」制定により栄養士の定義や業務の法制化
　　　　　　　　　　「保健所法」制定により公衆栄養業務を行う栄養士の配置
一九四八　　二三年　米軍より日本の病院は中世期と評価される

一九四九　二四年　「医療法公布」により、一〇〇床以上の病院で栄養士一人の配置
一九五〇　二五年　第一回栄養士国家試験
一九五一　二六年　病院における完全給食制度の発足
一九五二　二七年　「栄養士法」廃止阻止運動に勝利
一九五四　二九年　「栄養改善法」の公布
「学校給食法」の公布
「日本栄養改善学会」設立
一九五八　三三年　日本栄養士会機関紙「栄養日本」創刊
完全給食制度は基準給食制度に改変
一九五九　三四年　社団法人日本栄養士会設立
一九六二　三七年　管理栄養士制度の創設
一九七一　四六年　日本栄養士会「病態栄養技術講習会」開始
一九七八　五三年　管理栄養士による栄養食事指導が診療報酬で認められる
一九八二　五七年　栄養士免許制度廃止反対運動の推進
一九八五　六〇年　管理栄養士国家試験制度の創設
一九八七　六二年　生涯学習制度創設
一九九四　平成六年　入院時食事療養制度

一九九七　九年　「21世紀における管理栄養士等のあり方検討委員会（座長：細谷憲政）」厚労省に立ち上がる
二〇〇〇　一二年　「栄養士法」一部改正、管理栄養士は登録から免許へ
二〇〇三　一五年　「栄養改善法」から「健康増進法」へ
二〇〇五　一七年　栄養教諭誕生
栄養マネージメント加算認められる（介護報酬）
「食育基本法」公布
二〇〇八　二〇年　栄養管理実施加算認められる（診療報酬）
「栄養日本」を「日本栄養士会雑誌」へ
特定健診・特定保健指導開始
栄養ケア・ステーション開設
第15回国際栄養士会議（ICD2008）開催
二〇一〇　二二年　栄養サポートチーム加算認められる
二〇一一　二三年　東日本大震災発生　JDA-DAT 設立
二〇一二　二四年　公益社団法人日本栄養士会設立
栄養管理実施加算は廃止されて栄養管理が入院基本料の算定要件に包括化
二〇一四　二六年　生涯学習から生涯教育へ

二〇一六	二八年	栄養の日（八月四日）、栄養週間（八月一～七日）を設定
二〇一八	三〇年	認定栄養ケア・ステーション制度開始 平成三〇年度診療報酬・介護報酬同時改定、栄養情報の提供が評価
二〇二一	令和三年	「東京栄養サミット2021」開催
二〇二二	四年	厚生労働省「健康的で持続可能な食環境戦略イニシアチブ」設立 G7サミット　発展途上国への食料支援の首脳声明
二〇二三	五年	厚生労働省「医療機能情報提供制度における医療従事者の人員配置の報告」で職種に管理栄養士・栄養士を追加 厚生労働省「東京栄養サミット2021」を踏まえた日本の栄養改善の取組の進捗に関する年次報告」公表 厚生労働省「誰一人、どの地域も取り残さない日本の栄養改善政策」オンラインセミナー開催 厚生労働省「健康的で持続可能な食環境戦略イニシアチブ」推進に向けた講演 FAO、IFAD、UNICEF、WFP、WHO「世界の食料安全保障と栄養の現状」公表
二〇二四	六年	能登半島地震発生、JDA-DAT支援活動 公益社団法人日本栄養士会に災害支援本部設立

3章　日本の栄養改善、その壮絶なる戦い

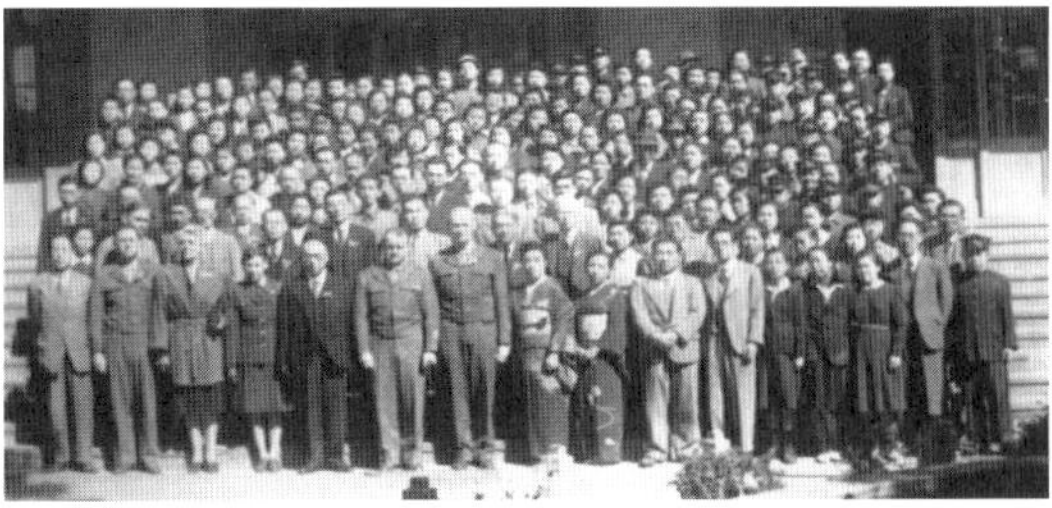

写真８　第１回日本栄養士会総会（宝塚劇場）

1　戦争による焼け野が原の中での栄養士誕生

栄養士規則には、栄養士は「その名称を使用して、国民の栄養指導を業とするもの」と規定された。一九四五（昭和二〇）年、つまり終戦の年の五月二一日、東京大空襲により空襲警報がいつ出るかわからない合間を縫って、帝国ホテルで「大日本栄養士会」設立総会が実施された。実は、二〇〇九（平成二一）年一一月に行った「日本栄養士会創立50周年記念式典」も、このホテルで行った。いわば帝国ホテルは、日本栄養士会の聖地なのである。終戦後に行われた「第一回日本栄養士会総会」は、一九四六（昭和二一）年一〇月二一日と二二日の両日、宝塚劇場で開催された（扉写真8）。式典には、佐伯矩博士をはじめ栄養士制度設立に尽力した人たちや、GHQ内にあるPHW（Public Health Welfare）から、サムズ大佐やハウ大佐、厚生省から三木局長、さらに大阪と兵庫の知事も参加して、盛大に開催された。

「栄養士規則」は、一九四七（昭和二二）年、法律第二四五号をもって「栄養士法」となり、翌年の一月から施行された。栄養士が名実ともに法律による国家資格となり、養成校には、佐伯栄養学校、女子栄養短期大学、日本女子大学等、さらに他の女子短期大学や専門学校を中心に一八校が認可された。

食べ物がない中、終戦前後に行われた栄養改善は困難を極めた。当時、栄養士として働いた本田節子さんの「食に生きる」(本の泉社)の体験記からも、その一部を知ることができる。食糧学校(現食糧学院)の在学中の研究課題は、いものつる、ザリガニ、カタツムリを収穫・捕獲し、調理法を開発することであった。大日本帝国陸軍が考案した「興亜建国パン」の開発にも取り組んだ。パンの生地に、不足する小麦粉の代替と、栄養価を高くするために大豆粉、魚粉、にんじん、ほうれん草を練り込んだものであった。本田栄養士は、大分少年飛行兵学校の陸軍栄養士として採用され、約一千人の兵隊の食事を担当した。終戦の年の六月頃になると、「沖縄に明日出発します」と、死を覚悟した特攻兵が日々の食事へのお礼に来てくれ、涙して見送ったと記されている。

一九四五年八月、飢えの苦しさはピークに達し、闇市が横行し、生きていくために多くの人々が闇米に手を出した。米の販売は政府が統治していたので、闇市からの購入は違法行為になった。一九四七年に衝撃的事件が起こった。東京地方裁判所の山口良忠判事が、法律を守る立場にある正義感から闇米を拒否し続け、餓死したのである。一九四六年一一月に生活問題研究会から発表された資料によると、配給から得られる一日の栄養量は一二〇九ｋｃａｌ、たんぱく質は三二・二ｇであり、配給以外から七六五kcal、たんぱく質を二六・九g補給する必要があり、両方合わせてようやく一日の必要量が確保できる状況であった。庶民にとって、法を破らなければ生きていける策はなかったのである。しかし、政府もGHQも、国の法と秩序を守るという大義のもとに、食糧管理法の取り締まりを強化した。一九四八(昭和二三)年には、全国での検挙数が九三万七三二四件、検挙者は九二万七三〇一人に達した。

2　戦後復興と日本の栄養改善

一九五二(昭和二七)年、国は栄養士の配置義務化を図り、栄養改善を積極的に実施しやすくする目的で「栄養改善法」を策定した。学校給食、産業給食、病院給食、福祉施設給食など、多くの人々に同時に食事を提供する施設に栄養士を配置したのである。このことは、施設内で健康な食事を提供すると同時に栄養改善の普及活動も可能にし、これらの業務を総称して「栄養指導」といい、栄養士の専門性を「栄養の指導」と位置づけた。このように、食事の提供と栄養教育を結合させた栄養改善方法は、日本独自の優れた方法である。

食料事情の好転と栄養改善により、戦後の栄養不良は急速、かつ平等に解決された。日本栄養士会栄養指導研究所監修の「戦後昭和の栄養動向―国民栄養調査四〇年を振り返る」によると、栄養改善時代に沿って五つの段階に分類できる。

第一段階　戦争直後～昭和二三年の戦後混乱期で、極端な食料不足による飢餓と栄養失調が蔓延し、都市では餓死者が続出した時代。

第二段階　昭和二四～二九年の食料が次第に好転してきた時期である。学校給食が完全給食となり、子どもたちの栄養状態も良くなっていった。動物性食品、豆類、油脂類の摂取量が増大し、動物性たんぱく質、脂質、カルシウム、ビタミンAの摂取量が著しく増大していく時代。

第三段階　昭和三〇年代で、「消費革命」といわれて国民所得は上昇し、ハム、ソーセージ、インスタントラーメンの消費が伸び、食生活の洋風化、多様化が始まった時期である。油脂類、肉、卵、牛乳・乳製品の消費量も増え、たんぱく質、ビタミン、ミネラルの摂取量も増え、国民の栄養状態が平均的に改善された時代。

第四段階　昭和四〇年代、高度経済成長により所得が著しく上昇した時期で、炭水化物を除いて全ての栄養素の摂取量は増大し、一部では、過食による肥満が問題になり始めた時代。

第五段階　昭和五〇～六三年は、米の消費量の緩やかな減少が続き、他の食品群は横ばいで、戦後の低栄養問題が解決されて比較的安定した栄養状態になった時代。

3　食料不足の解決と栄養改善法

栄養改善が進み、食料不足から脱却するに従って、人々はいつしか食べられることのありがたさや栄養の重要性を忘れていくようになった。「栄養学・栄養士不要論」も出始めた。その根底には、「栄養問題は、経済が発展すれば自由に食べ物を買うことができ、解決できる」と考える、いわば栄養問題は経済問題の一部だとする思想があった。長きにわたり貧困による飢餓と栄養欠乏に苦しんだ人々には当然の帰結である。食べ物が溢れてくれれば、めんどうな栄養は忘れて、もっとおいしいものを自由に食べて、人生を謳歌しようとする価値観が生まれ始めてきたのである。

一九五一（昭和二六）年、地方制度審議会から、栄養士法廃止の議論が起こった。「栄養はもはや国策として取り組むことはない」。つまり、栄養は健康を維持する本質的課題ではなく、食料不足時の緊急対策で、「もう、みんなで、忘れてしまいましょう」と考えられたのである。日本栄養士会は、直ぐに反対声明を発表して、廃止法案の阻止を進める国民運動を展開した。日本栄養士会が、政府に反旗を振りかざした。理由は、貧困層や地方の栄養改善は未だ不十分であったからである。

一方では、このことをきっかけに、「栄養士法」という身分法だけでは、栄養士の社会的位置づけが不安定で、明確な職業として根づかせることが不可能であることがわかった。つまり、身分の法的裏付ができる制度が必要だったのである。昭和二七年、国民の健康、体力の向上を図る目的で「栄養改善法」が公布、施行された（写真9）。栄養改善法には、国民栄養調査、栄養相談所、都道府県による専門的栄養指導、栄養指導員制度、集団給食施設の栄養管理、特殊栄養食品、栄養表示等が記された。この法律により栄養改善の必要性が支持され、集団給食施設に栄養士の配置が義務づけられた。栄養士が正式な職業として名実ともに認められたのである。ちなみに、「日本栄養改善学会」は、この策定を契機に栄養改善の意義や方法を学問的に研究するために発足した学会である。

一九五七（昭和三二）年には、栄養士に予測もしなかった危機が再び発生した。それは、国会に「調理改善法案」が提出されたのである。提案したのは、調理師団体で、調理師も栄養士と同様に、配置の義務化を目指した法律を要求した。日本栄養士会は、栄養学者や医師会等を巻き込んで反対

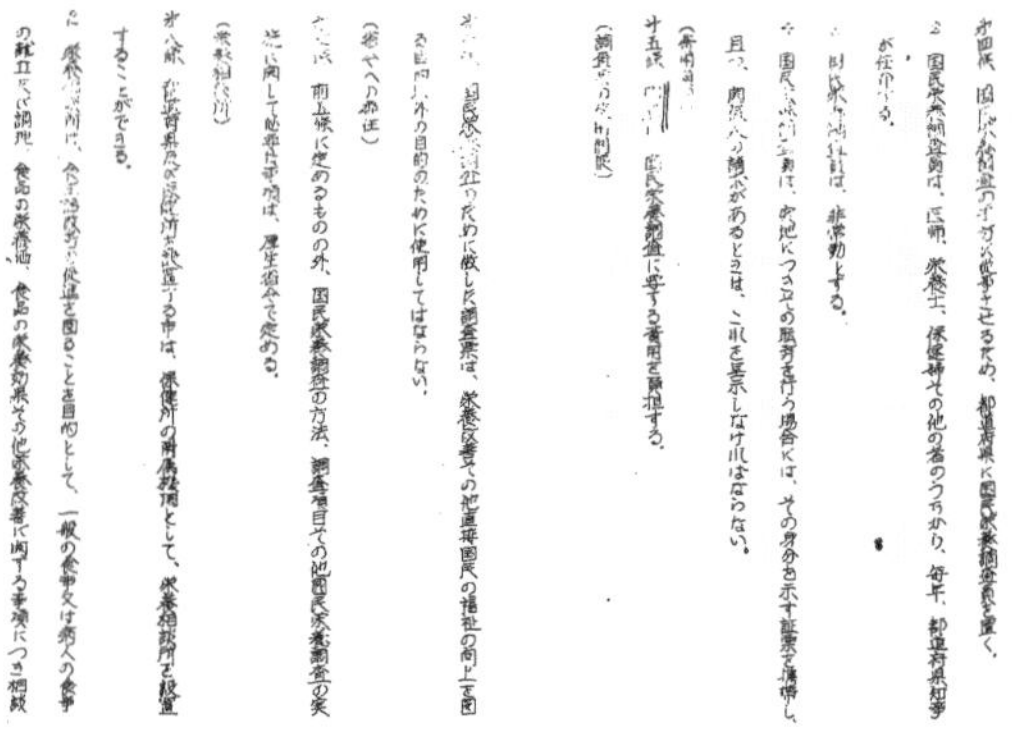
(国民栄養調査員)
第四条　国民栄養調査の[illegible]ため、都道府県に国民栄養調査員を置く。
2　国民栄養調査員は、医師、栄養士、保健婦その他の者のうちから、毎年、都道府県知事が任命する。
3　国民栄養調査員は、非常勤とする。
4　国民栄養調査員は、実地につき[illegible]を行う場合には、その身分を示す証票を携帯し、且つ、関係人の請求があるときは、これを提示しなければならない。
(費用の[illegible])
第五条　[illegible]　国民栄養調査に要する費用を負担する。
(調査票の[illegible])
第六条　国民栄養[illegible]のために徴した調査票は、栄養改善その他直接国民の福祉の向上を図る目的以外の目的のために使用してはならない。
(省令への委任)
第七条　前五条に定めるものの外、国民栄養調査の方法、調査項目その他国民栄養調査の実施に関して必要な事項は、厚生省令で定める。
(栄養相談所)
第八条　都道府県及び保健所を設置する市は、保健所の附属施設として、栄養相談所を設置することができる。
2　栄養相談所は、[illegible]を図ることを目的として、一般の食事又は病人の食事の献立及び調理、食品の保存法、食品の栄養効果その他栄養改善に関する事項につき相談

写真９　栄養改善法案(純議員立法となるべきもの)(厚生省)(請求番号：平 14 内閣 00245100)

画像は、昭和 27 年(1952)6 月 12 日の次官会議の配布資料に含まれる、議員立法による栄養改善法案である。同法案は第 13 回国会に提出され成立し、「栄養改善法」(昭和 27 年法律第 248 号)として公布、施行された。

この法律は、国民の栄養改善を目的に制定され、都道府県及び保健所を設置する市に栄養指導員を置くことなどが定められた。栄養指導員は医師又は栄養士の資格を持つ者が任用されることとされ、学校給食を含む集団給食に関して、栄養効果の充分な給食の実施、給食担当者への栄養に関する知識の向上や調理方法の改善等の指導を担うことが定められた。

平成 15 年(2003)、「健康増進法」(平成 14 年法律第 103 号)が施行され、栄養改善法は廃止された。


同盟を結成した。反対理由は、「調理改善の目的は、既に栄養改善法に含まれ、栄養学に基礎を置かない調理の改善はありえず、栄養改善は栄養士以外にはできない仕事である」と主張した。約七万人の反対署名が集まり、結局、「調理改善法案」は、土壇場で廃案となり、栄養改善を目的とした献立、調理に関する権限は栄養士の業務として約束されたのである。

4　学校給食の誕生と発展

戦後の栄養改善を語る上で、日本の学校給食は外すことはできない。特に、学校給食は、栄養改善と子どもの頃からの栄養教育の効果としてＳＤＧｓに明記されたことにより、国際的にも高い評価を受けている。

日本で学校給食が始まったのは、一八八九(明治二二)年、山形県鶴岡の忠愛小学校で貧困学生への救済処置であった。一九二三(大正一二)年には、文部次官通牒「小学校児童の衛生に関する件」において、学校給食が奨励され、一九三二(昭和七)年には、文部省訓令「学校給食臨時施設法」が定められ、国庫補助により貧困児童救済のための学校給食が実施された。

しかし、生徒全員が同じ食事を一緒に食べる現在の学校給食が国策として始まるのは戦後からであり、ララ物資による支援が契機になった。ララ物資(Licensed Agencies for Relief in Asia：LARA)とは、アメリカ合衆国連邦政府の救済統制委員会が、一九四六(昭和二一)年に設置、認可したアジア人向けの援助団体である。同年八月三〇日、ＧＨＱから「ララ救援物資受領並びに配分に関する覚え書」が出され、厚生省は九月二〇日に配分に関する計画書を返答した。そこには「国籍、宗教、政党、政派に捉われず、必要性を基準にして公平に行う」と記され、社会的弱者の施設への配給が優先されていた。この理念に基づき学校給食に拡大された。支援は、一九四六年一一月から一九五二(昭和二七)年六月まで行われ、全乳、脱脂粉乳、砂糖、ベビーフード、乾燥果物、大豆、乾燥卵、缶詰、小麦粉等、多彩で栄養価の高い食品が含まれていた。

学校給食が全国展開されたのは、一九四六年の夏、国際連合救済復興委員会のフーバー(Hoover)が来日し、ＧＨＱに学校給食の展開を進言したことがきっかけであった。当初は、日本軍が持っていた在庫の缶詰とララ物資が利用された。一九四七(昭和二二)年一二月、文部省、農林省、厚生省三省から「学童の体位向上と栄養教育の見地から、学校給食を広く行うことが望ましい」とする次官通達が出され、学校給食は正式に再開された。この通知には、学校給食は学童の体位向上並びに栄養教育の見地から行うべきとされ、この理念が今日でも学校給食を支えている。

一九四九(昭和二四)年にはＵＮＩＣＥＦからの支援が始まり、粉乳と小麦粉が配給され、現在のパン給食の原型ができ上がった。当時、ＵＮＩＣＥＦの支援を受けた学校とそうでない学校との比較では、支援校の学童の身長と体重の伸びは、対照校と比べて半年で一年分伸びたとの報告がある。一九五四(昭和二九)年には小学校から中学生を含めた「学校給食法」が制定され(写真10)、戦

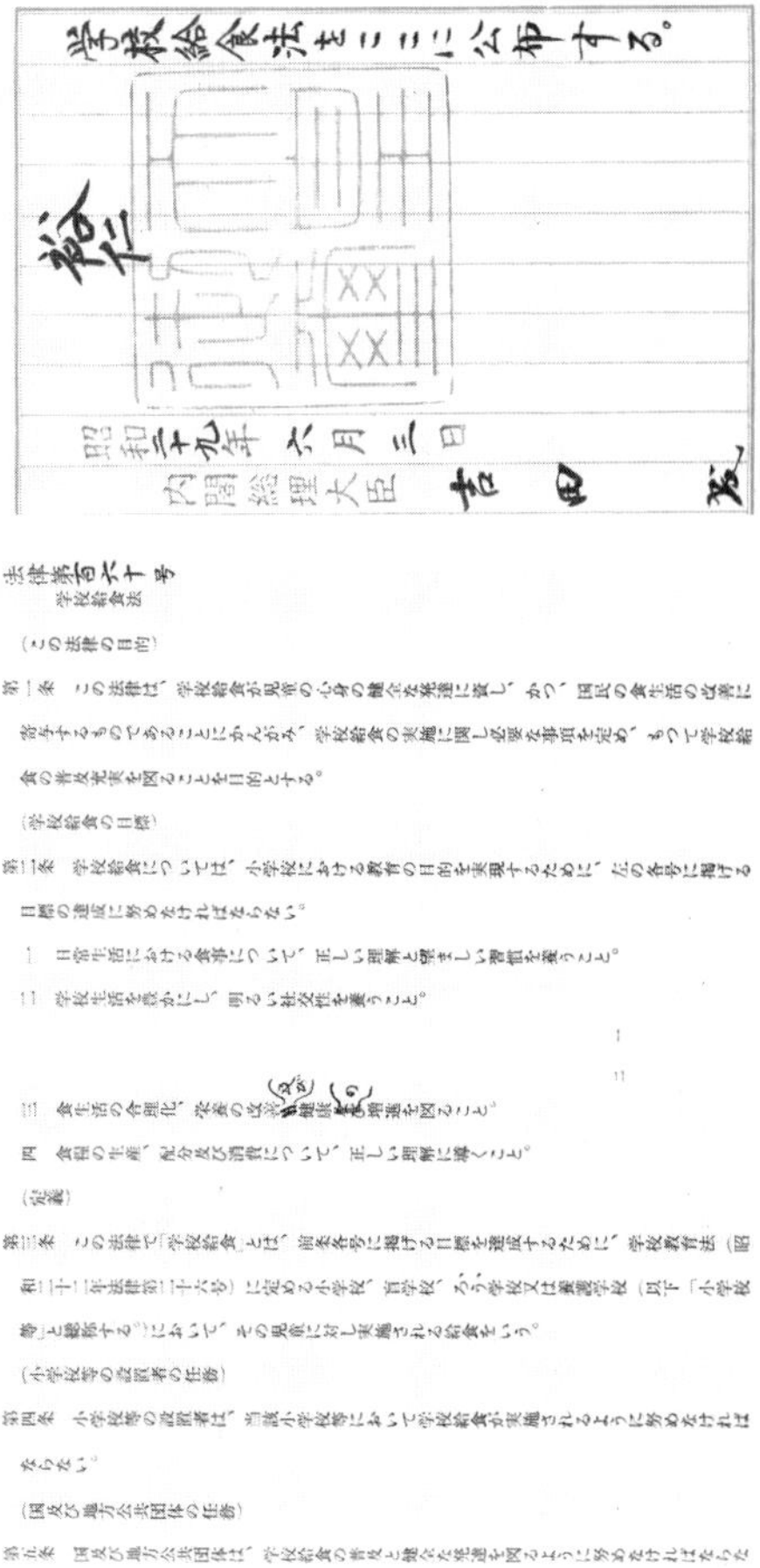
学校給食法をここに公布する。
昭和二十九年六月三日
内閣総理大臣　吉田茂

写真10　学校給食法

昭和29(1954)年、学校給食法が公布、施行された。画像は、学校給食法の御署名原本である。第二条では、学校給食の目標として、表2の4点が規定された。続く第三条で、学校給食は小学校・当時の盲学校・聾学校・養護学校に通う児童に実施するものと定められた。

表2　学校給食の目標

1	適切な栄養の摂取による健康の保持増進を図ること。
2	日常生活における食事について正しい理解を深め、健全な食生活を営むことができる判断力を培い、及び望ましい食習慣を養うこと。
3	学校生活を豊かにし、明るい社交性及び協同の精神を養うこと。
4	食生活が自然の恩恵の上に成り立つものであることについての理解を深め、生命及び自然を尊重する精神並びに環境の保全に寄与する態度を養うこと。
5	食生活が食にかかわる人々の様々な活動に支えられていることについての理解を深め、勤労を重んずる態度を養うこと。
6	我が国や各地域の優れた伝統的な食文化についての理解を深めること。
7	食料の生産、流通及び消費について、正しい理解に導くこと。

後から約一〇年かかり、ようやく現在の学校給食が完成したのである(表2)。

その後、学校給食は、何度も縮小や廃止の議論が繰り返されたが、栄養関係者の努力により今日のように発展して世界から高く評価されるまでに至った。その理由は、給食による食事の提供を栄養教育の一環に位置づけ、献立は生きた教育媒体と考えたからである。成長期の六年間以上、栄養バランスのよい食事を食べ続ければ、どのような食事が優れた食事なのかを体現的に習得することができる。学校給食は日本人全体の栄養改善にも貢献した。それは、子どもたちが毎週のように伝達する「給食だより」である。その内容を基に食卓で栄養の話をすれば、家庭の食事が改善され、さらに地域へと広まったのである。

学校給食の理念は、二〇〇五(平成一七)年、「栄養教諭制度」へと発展した。栄養教諭は、児童や生徒が健全に発育するために、新たに設けられた教諭である。職務は、学校給食の管理と同時に、給食を生きた教材とし、子どもたちが食の自己管理能力や望ましい食習慣を身に付けるための教育である。生活習慣病が増大する中、子どもへの栄養教育を強化する必要性があった。

5　食文化と栄養学の融合

戦後の日本の栄養改善は、海外ではサクセスストーリーとして評価されている。戦後の飢餓から脱却して、高度経済成長により、食事の欧米化が進んだが決して欧米食にはならず、栄養バランスの優れた新たな食事を創造した。その理由には、いくつかのことが考えられるが、総論としては和食としての食文化を守りながら、ご飯を中心に主食、主菜、さらに副菜からなる日本型の食事パターンを維持、発展させたからである。つまり、伝統的食文化と科学としての栄養学を絶妙に融合させて、健康な食事を自分たちの手で作り上げたからである。

海外で講演すると「なぜ、そのような巧みな栄養改善ができたのか？」よく質問される。特に、貧困から抜け出して経済発展を続けているアジアやアフリカの国々からが聞かれる。戦争や内乱、さらに極度な貧困により、飢餓で苦しむ地域には、確かに食料供給と経済支援が必要である。しかし、このことだけでは、そこに住む人々を、誰も取り残さず、生涯にわたり健康で幸せにすることはできない。それぞれの国や地域が、自立した持続可能な栄養改善の制度と人材が必要になり、このことを実践したのがジャパン・ニュートリションである。

管理栄養士、栄養士と共に地域で栄養改善運動に参加した数多くのボランティア、特に食生活改善推進員（ヘルスメイト）の力は大きかった。食生活改善推進員は、各都道府県での保健所を中心に「栄養教室」を開設し、主として主婦を対象に調理実習を含んだ研修を行った。栄養士と共に、バスの後部を調理ができるように改造した「キッチンカー」に乗り、街角や農村に出かけて栄養指導も行った（写真11）。

6　産官学連携による栄養改善を世界へ発信

日本の栄養改善における産業界の貢献も忘れてはならない。例えば、味の素株式会社は、うま味成分を原材料とした調味料を開発し、質素な食事をおいしくする方法を普及した。江崎グリコ株式会社は、創業者　江崎利一がカキの煮汁からグリコーゲンを採取して、それをキャラメルに入れ、株式会社ヤクルト本社は、創始者　代田稔博士が「国民の健康に寄与する」と「乳酸菌飲料」を普及させ、大塚製薬株式会社は総合的栄養食品や食物繊維の補給に有効な食品を開発し、明治乳業株式会社、森永乳業株式会社、雪印乳業株式会社等の乳業メーカーは、当時、不足傾向にあったビタミン、ミネラルを補給する食品として、牛乳・乳製品の普及に努めた。カゴメ株式会社は、洋食を普及す

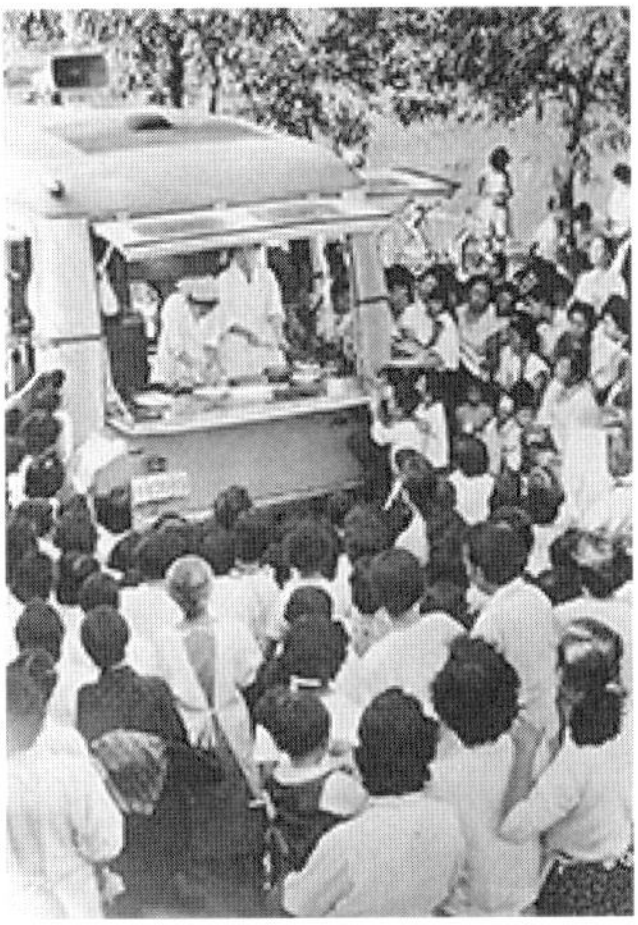

写真11　キッチンカー
キッチンカー（栄養指導車）により、日本の隅々まで栄養指導を行った

るのに欠かせないケチャップを製造し、ハウス食品株式会社やエスビー食品株式会社（S&B）は、栄養価が高く、おいしい料理としてイギリス海軍で採用されていたカレーを国内で製造する技術を開発した。また、最近では、株式会社伊藤園やキリンビバレッジ株式会社のように健康的なお茶や飲料水の普及を目指し、ゼスプリインターナショナルジャパン株式会社のように果物の消費拡大により栄養改善に寄与しようとする企業も現れている。

日本は、明治維新以降、欧米列強国を参考に近代化を目指した。合理的な科学を積極的に導入したのであるが、伝統的文化も大切に保護し、両者を巧みに融合させ、精神文化としても、科学的合理性からも優れた国家を建設した。栄養・食事においても同様であり、日本人は四季折々の自然の変化を食卓に盛り付け、その献立には、全ての栄養素が過不足なく含有され、人々の心を満たし、身体を健全にする食事を創造してきた。このことは、自然にできたものでも、偶然にできたものでもなく、管理栄養士、栄養士はもちろん、栄養・食事に関係する政治家、行政官、研究者、教育者、ボランティア、栄養・食品メーカー、給食会社、さらに賢明な消費者の総力により作り上げたものである。そのからくりを紐解いたジャパン・ニュートリションを世界に発信するのは、日本の重要な国際貢献であると信じている。

4章　人間栄養への道

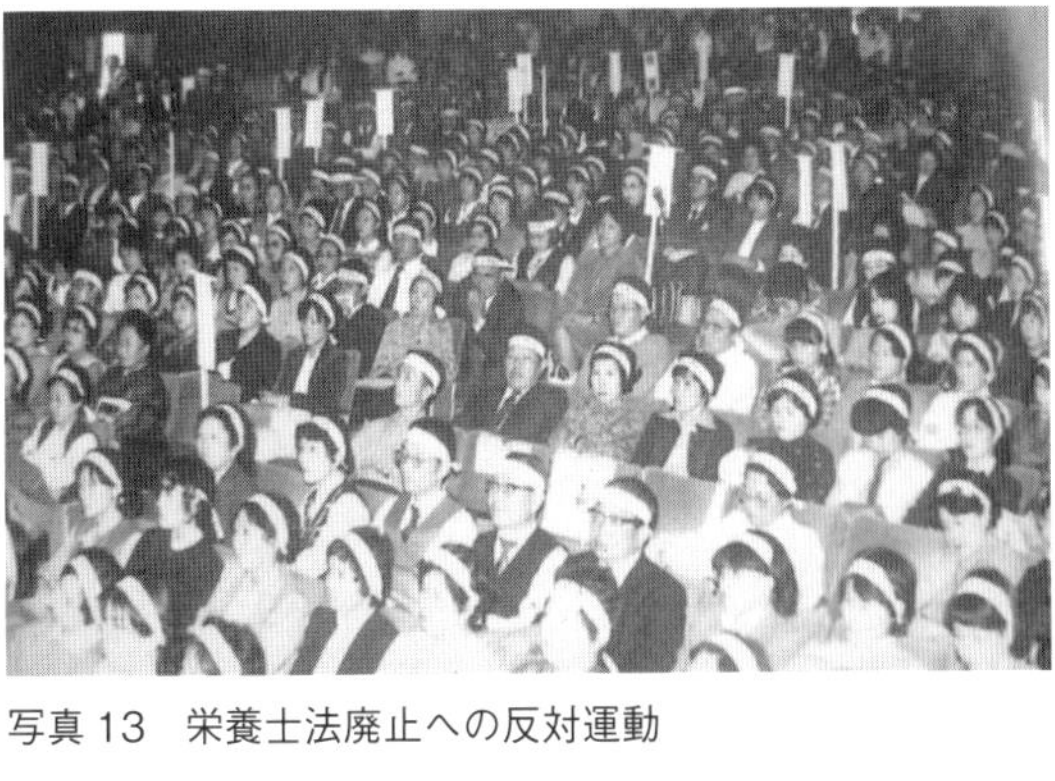

写真13　栄養士法廃止への反対運動

1　暗黒の四〇年の始まり

農業生産物の増大、経済発展、さらに流通や加工食品の進歩により、一九六〇(昭和三五)年頃になると、食料不足による低栄養問題はほぼ解決した。しかし、一方で食事の欧米化の弊害が起こり始め、肥満や成人病といわれる非感染性疾患(生活習慣病)が増大し始めたのである。世の中にやせるための〝ダイエット本〟が出始めていた。伝統的な食習慣や食料不足による栄養欠乏は、原因が食品の不足、偏り、さらに献立の内容にあったが、非感染性疾患は、個人の習慣や体の代謝に問題があるので、その解決には医学における研究・教育が不可欠になった。つまり、医学教育を基盤にした栄養士の養成が必要になったのである。

一九六二(昭和三七)年四月の参議院社会労働委員会で、栄養審議会から「管理栄養士制度」が提案され、九月には栄養士法の改正により「管理栄養士制度」が国会で承認された。同年四月に開学していた国立徳島大学医学部栄養学科で、医学教育の一環としての栄養学の研究、教育が始まった。一九六三(昭和三八)年四月、栄養審議会は「管理栄養士試験、栄養士養成施設等の基準について」の答申で、新しい栄養学科の考え方として、既設の学部の中に置かれても新しい学士号を授与できるようにするためには、独立の学部になるだけの内容を有していなければならないこと、新設される栄養学科は、栄養に関する学術研究の新しい総合領域を対象とするものであって、既設の農学部、家政学部の栄養学科と内容を区別できるものでなければならないこと等が記された。

つまり、管理栄養士制度は、栄養学の進歩、非感染性疾患への対策を考慮し、医療で働く欧米の登録栄養士制度を目標としていたのである。しかし、その後、従来、栄養士養成を担ってきた家政学や農学からの反発があり、一九六七(昭和四二)年五月、栄養審議会は、「管理栄養士学校の指定についての答申及び意見」を提出した。その内容は、現在の状況下においては、食物学を専攻する学科を置く学部でも、管理栄養士過程を指定することは、やむをえないということであった。

答申以降、多くの食物栄養学科において管理栄養士養成が始まり、やむをえない状況が解決されないまま放置されることになった。拠点となるべき徳島大学医学部栄養学科においても基礎研究に特化し、管理栄養士の教育、養成、業務の在り方を積極的に議論することはなくなった。結局、管理栄養士は、複雑になった給食を管理するのか、人間の栄養状態を管理するのか、結論が出ないまま「複雑・困難な業務をする者」と、理解するのが困難な専門職となり、登録制として放置されて将来の方向性を見失ったのである。

この状況を打破するには法律改正が必要であり、結局「二〇〇〇年の法改正」まで、実に四十年間の歳月を要することになった。この間、管理栄養士の具体的な教育も業務、さらに栄養士との役割分担も不明確のまま、単に改革の必要性ばかりが叫ばれた暗黒の時代が続いた。

2　一条の光と一粒の成果

このような状況の中で一条の光もあった。一九七一（昭和四六）年、日本栄養士会主催で「全国病態栄養学研修会」が開催されたことである。著名な臨床医により、研修テキストとして「病態栄養学双書」（第一出版）（写真12）が製作され、それを基に全国研修会が実施されたのである。その企画、編集を行ったのが日本栄養士会　森川規矩三代目会長である。いつも山のような資料の中で悪戦苦闘されている森川元会長の姿を克明に覚えている。彼には、管理栄養士を欧米の登録栄養士（ＲＤ）のような医療職種にしたいという強い思いがあった。

全国の志がある栄養士が熱心に受講し、研修会は大成功に進み、その後の栄養士会の先導者になった。しかし、この研修事業は、具体的な資格制度には発展せず、一九八八（昭和六三）年、同じ栄養士を差別することになるとの意見に押されて、中止に追い込まれた。原因は、研修目的や研修修了者の処遇、さらに具体的な業務が定まらなかったことにあったと思っている。

研修会は中途半端に終了したが、その努力が認められて、一粒の成果も残った。一九七八（昭和五三）年、外来慢性疾患患者に対する医師の慢性疾患指導料（五〇点）に、管理栄養士による栄養食事指導加算（五点）が新設されたのである。当時、指導料の五〇円はコーヒー代にもならないと揶揄されたが、指導料を獲得できたのは、医師以外では初めての快挙であった。管理栄養士としての専門技術が、初めて公式に認められたことになる。その後、医師の指導料の一部ではなく、独立した管理栄養士の指導料となり、入院患者や集団指導にも拡大し、現在、初回指導で二六〇〇円（二六〇点）、二回目以降は二〇〇〇円（二〇〇点）になっている。日本栄養士会主催の「全国病態栄養研修会」は、現状打破のためにただ何とかしたい、もっと学びたいとの純朴な思いで始めたので、中長

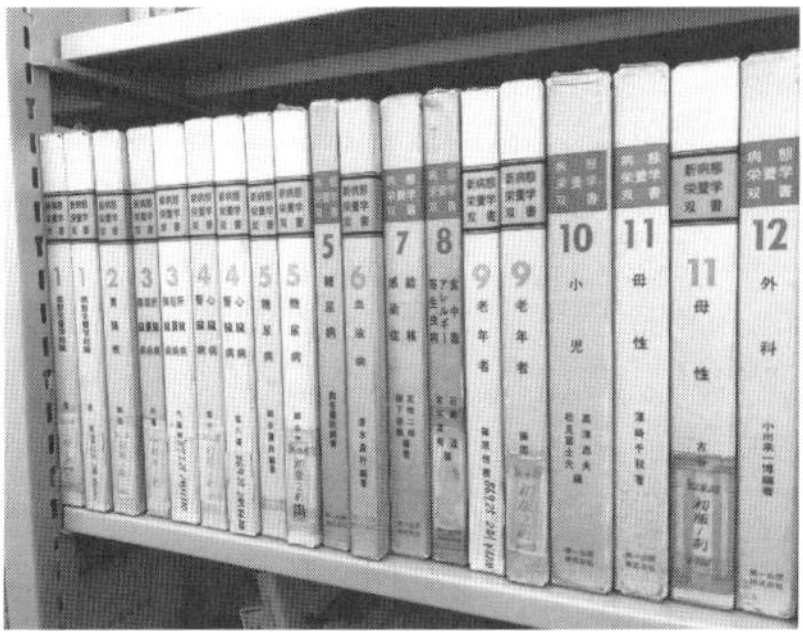

写真12　病態栄養学研修会のテキスト

期戦略がないために挫折してしまったが、あの時、あの研修会がなければ、栄養指導料の新設はなく、法改正へ発展することもなく、管理栄養士制度は空中分解していたかもしれない。

3　栄養士制度、三度目の危機

一九八二(昭和五七)年、再び大きな危機が襲った(扉写真13)。

政府は、行政簡素化方針の一環として、「栄養士法廃止案」を検討し始めたのである。栄養欠乏症はなくなり、管理栄養士制度を作ったが役割が不明確で実績が上がらないので、国として栄養政策に積極的に取り組む必要性はなくなったというのが政府の考えであった。三度目の栄養士の危機である。日本栄養士会は、栄養士法廃止阻止運動の先頭に立ち、国民から栄養士法廃止案の撤回を求める嘆願書を募り、国会にデモを行った。反対理由は、我が国には栄養問題がなくなったのではなく、むしろ、「過食による非感染性疾患が増大し、国民の栄養問題は複雑、多様化し、栄養政策は引き継き、国の重要な政策である」と主張した。長い交渉の末、国は非感染性疾患の予防に積極的に取り組み、その指導者として管理栄養士を活用することを約束して、結局、栄養士法廃止案は廃案となった。

その後、この運動は、日本の栄養学及び管理栄養士の根本的な問題に深化、拡大し、結果的に、これから起こる「二〇〇〇年法改正」の序章となった。

4　新たな栄養問題と人間栄養学

戦後の低栄養は改善されたが、高度経済成長により、いつでも、何でも食べられる状況は、過栄養による肥満、さらに糖尿病、循環器疾患等の非感染性疾患の誘因となり、栄養問題は複雑になりつつあった。しかも、非感染性疾患の増大は医療費の増大をもたらし、国家財政にまで影響を与えるようになっていた。さらに、豊かな欧米先進諸国にも、傷病者や高齢者、さらにダイエット志向の強い若年女性に新たな低栄養が出現しつつあったのである。

特に、一九七〇年代以降、欧米先進諸国では、傷病者の新たな低栄養(Hospital Malnutrition、Disease related Malnutrition)が問題になっていた。我が国においても、病院や福祉施設に入院や入所して、栄養士が作った献立を食べている人々の中から、低栄養者が出現している実態が明らかになったのである。しかも、このような状態を放置すると、手術や薬物療法の治療効果が低下し、病気が増悪化し、介護度は増大し、さらに入院日数が増えて、結局、医療費や介護費を増大させることがわかってきた。栄養問題が多様化、複雑化、さらに深刻化する中で、この現実にどのように対応をすればよいのかわからなくなっていた。つまり、二一世紀を迎えるに当たり、新たな世紀における栄養の方向性を模索する時代に入りかけていたのである。

この時、救世主のごとく登場したのが細谷憲政東京大学名誉教授であった。細谷憲政は、「栄養は、栄養素の入り口から体内動態まで拡大して、丸ごと総合的に評価・判定しなければならない」と主張した。つまり、人間の健康増進、疾病の予防、治療には、栄養素の体内動態を個体レベル、臓器・組織レベル、細胞レベルで明らかにし、その状態を改善することを目標にすべきであるとし、その方法を「人間栄養学(Human Nutrition)」という概念で表現したのである。

したがって、食品や食事の評価は、単に含有される栄養素の内容で決めるのではなく、人間の栄養状態が改善できる能力によって決定すべきであると主張した。つまり、食料不足による栄養不良は、食物側にリスクがあるので食物の供給、食品選択、献立等の改善により解決できるが、肥満や非感染性疾患、あるいは傷病者や高齢者の栄養不良は、人間の摂食、消化、吸収、代謝にリスクがあるので人間を中心とした新たな栄養学の体系化が必要だと説いたのである。

この人間栄養学こそが、二一世紀における日本の栄養の新たな方向性を示すことになった。

5　細谷憲政との出会い

一九七七(昭和五二)年、ソウルの梨花《イファ》女子大学で行われた「Regional Workshop on Nutrition Policy and Supporting Program」があった。アジアを中心とした国々から二〜三人の専門家とFDA、WHO、UNICEFが参加し、ワークショップを二週間、大学のInternational House で寝食を共にして行われた。会議の目的は、「栄養欠乏症で苦しむアジア、アフリカの子どもたちをどのように救うのか」であった。この時、私は細谷憲政名誉教授と初めて会った。

部屋に戻ると、細谷先生が毎晩のようにウイスキーを片手に来室され「中村君、これからは人間栄養学だよ」と一方的に長い長い話をされた。正直なところ最初はよくわからなかった。そもそも、人間のために栄養学をするのは当たり前で、あえて「人間栄養学」なんて言わなくてもよいのではと、反発していた。理解するには、それから約一〇年かかった。

栄養学が、最終的に人間の健康を維持、増進し、疾病の予防、治療に貢献するのは間違いないのであるが、そのことを可能にするアプローチの仕方を、食物から人間を中心にすべきだとの主張なのだと理解した。つまり、食事を調査し、栄養素摂取量を計算して当時の所要量と比較して問題点を明らかにし、栄養指導する従来の方法ではなく、まず、人間の栄養状態を評価、判定して、改善すべき計画を作成し、実施し、再評価し、さらに改善するという人間に寄り添い、人間を起点とした新たな栄養学を「人間栄養学」と言っているのである。

細谷先生を知るある著名な先生に、理解するのに一〇年もかかったと話すと「それは早い。あの先生の話は一般には二〇年かかる」と言われた。

6　どうすれば臨床に強い管理栄養士が作れるのか？

人間栄養学をさらに学ぶために、一九九三〜一九九六（平成五〜八）年にかけては、細谷先生を団長として二〇〜三〇人の有志と、毎年のようにアメリカやオーストラリアに出かけていた。オハイオ大学、スタンフォード大学、サクラモント大学、ミネソタ大学、メイヨークリニック、シドニー大学等で見学、研修した。この研修でわかったことは、欧米では、栄養学の研究、教育は医学部の生化学や公衆衛生学の中で行われ、管理栄養士は医師、看護師、薬剤師と同様に医療職種として養成されていたことである。研修先では毎回、山のような資料が配られ、講義内容も高度であったが、新鮮で衝撃的で、細谷憲政先生と二人で「これは日本の栄養界に黒船が来るぞ」と叫んでいた。

予想どおり、人間栄養学を中心とした研究、教育の必要性は徐々に広がり、新たな学会、研究会、協会が次々に誕生した。

一九八〇（昭和五五）年に、医師を中心に「日本臨床栄養学会」が、翌年の一九八一（昭和五六）年には、臨床栄養を実際に担う医師と管理栄養士の連携を基に「日本臨床栄養協会」が誕生した。一方、外科領域では一九九八（平成一〇）年、日本静脈・経腸栄養研究会を基に「日本静脈経腸栄養学会（現　日本栄養治療学会）」（ＪＳＰＥＮ）が、同年には内科学を中心に「日本病態栄養学会」が発足した。

欧米で研修を受けた医師と管理栄養士たちは、欧米のように病棟に常駐する臨床栄養師の制度を作ることの必要性を感じていた。あらゆる機会を介して欧米の情報収集と日本での研修会を繰り返

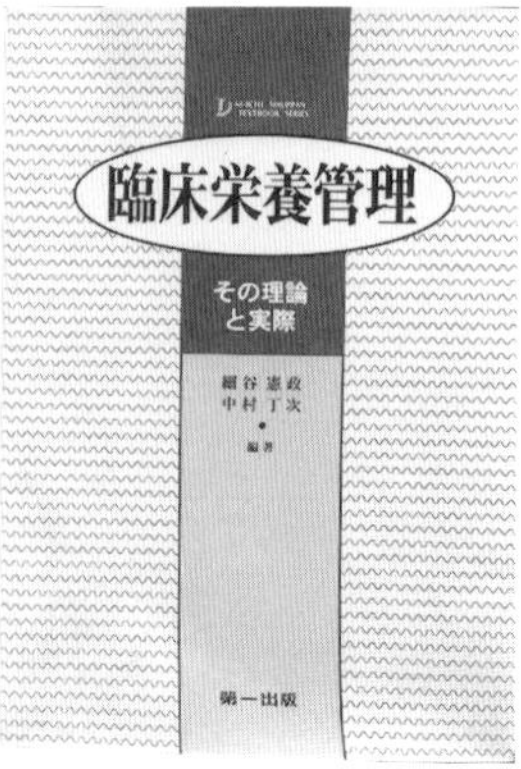

写真15　栄養療法研究会のテキスト
細谷憲政，中村丁次編．臨床栄養管理　その理論と実際、第一出版、1997

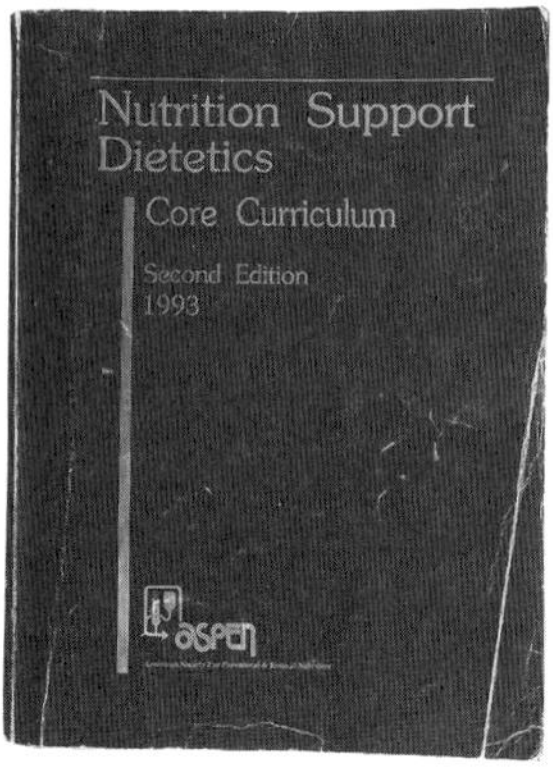

写真14　アメリカの認定栄養補給専門栄養士のテキスト
Gottschlich MM, Matarese LE, Shronts EP. Nutrition Support Dietetics Core Curriculum, Second Edition 1993, ASPEN, 1993

していた。例えば、東京都と大阪を中心に、「栄養療法研究会」(Nutrition Therapy：NT研究会)が立ち上がり、月一のペースで勉強会を繰り返した。勉強会で参考にしたのはアメリカ静脈経腸栄養学会(American Society for Parenteral & enteral Nutrition：ASPEN)の認定栄養補給専門栄養士(Nutrition Support Dietetics)のコアカリキュラムであり、そのテキストを参考にした(写真14)。このテキストを基に、我が国で最初に書かれた人間栄養学の成書が「臨床栄養管理」であった(写真15)。

このような流れを結実させるために、

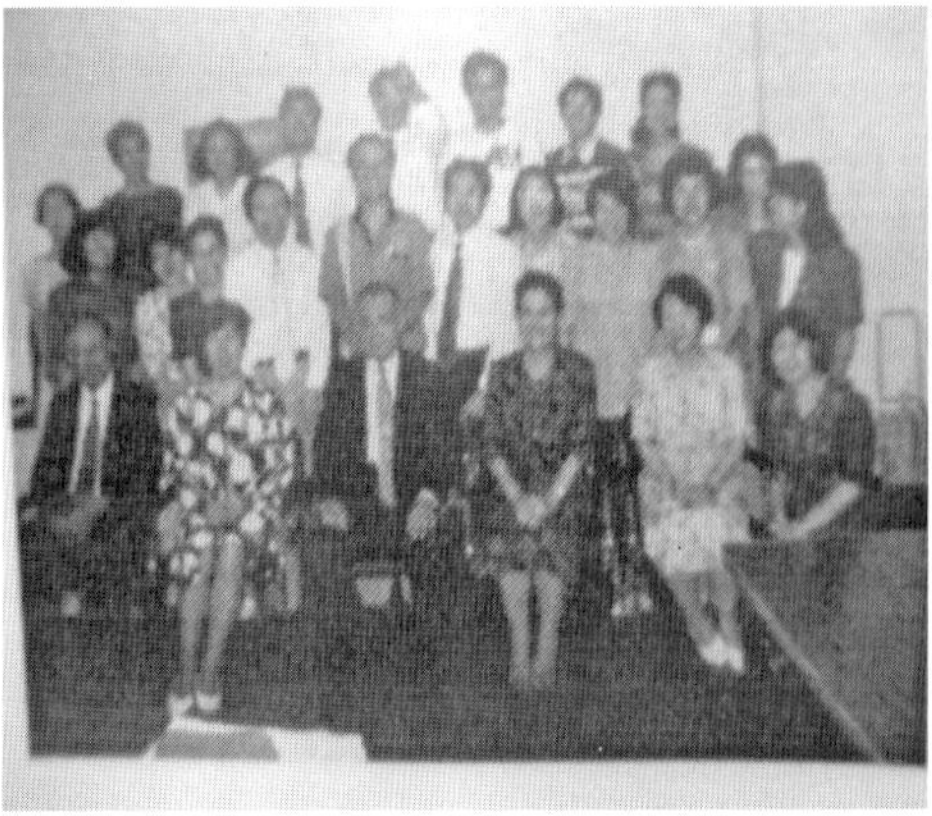

写真16　法改正の種を作ったメンバー
1994年9月2〜4日、厚生省茜荘

一九九四(平成六)年九月二〜四日、厚生省茜荘に「臨床栄養師制度に関する検討会」と称して有志が集まった。これからの管理栄養士のあり方、臨床栄養師の役割や養成等について徹夜で議論したのである(写真16)。集まったメンバーは、アメリカ、オーストラリアでの海外研修者、NT研究会のメンバー、臨床栄養活動に積極的に取り組んでいる管理栄養士、さらにアメリカに留学して臨床栄養業務を行っていたアメリカ登録栄養士(Registered Dietitian：RD)であった。そして、「臨床栄養師制度」の試案を作成して「栄養日本37(12)増刊号、一九九四」(写真17)に発表したのである。

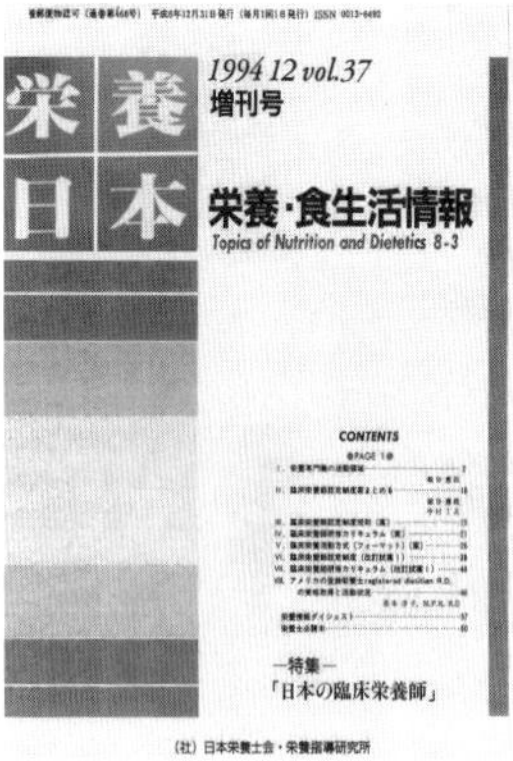

写真17　臨床栄養師制度が掲載された「栄養日本増刊号」(37巻12号、1994)

7　受け入れられなかった「臨床栄養師」制度

細谷憲政は、日本臨床栄養学会理事会に、学会認定の資格制度としてこの「臨床栄養師」の創設を要望した。しかし、理事会での議論が紛糾して、結局、意見をまとめることができなかった。原因は、臨床栄養師を作ることとの意義や業務内容が理解されなかったのである。当時の役員は、それぞれの領域で栄養学の学問的興味はあったが、現場での栄養療法やその専門職を養成することに関心はなかった。検討委員会委員長の五島雄一郎元東海大学学長と細谷憲政、さらに私は、夢は幻に終わったと落胆した。これで日本の栄養は終焉したとも思った。しかし、このことがその後に起こる二〇〇〇年法改正の助走となり、この運動に参加したメンバーがその後の日本の人間栄養や臨床栄養のリーダーになっていった。

ところで、当時、よく議論されたのが臨床分野での管理栄養士の役割である。従来のような治療食の献立と調理をすることは、ひとを対象としていないので臨床とはいえないし、あえて新たな資格を作る必要もない。たどり着いたのが「傷病者自身の栄養状態を改善する栄養管理」である。病院給食でも、従来から栄養管理という言葉はあったが、この「管理」は、献立に含有される栄養素の管理である。管理栄養士の「管理」とは傷病者の栄養状態の管理であり、その方法は、栄養状態を評価・判定し、問題点を明らかにして改善すべき実行計画を作成し、それに基づいて食事療法、経腸・経静脈栄養法を行い、その結果をモニタリングして再評価によるマネジメントサイクルを回すことになる。

8 「21世紀の管理栄養士等のあり方検討会」が立ち上がる

学会による資格制度は失敗に終わったが、臨床に強い管理栄養士を養成するために何をすべきなのかを筆者は考え続けていた。その結果、最初にすべきことは、栄養状態を評価・判定する「栄養アセスメント」だという結論に至った。一九九三年頃より、厚生労働省、国立栄養研究所（現 国立研究開発法人医薬基盤・健康・栄養研究所）、聖マリアンナ医科大学病院等の有志が数人集まり、自主的な勉強会を始めた。内容は、分厚いギブソン（Gibson）の「Principles of Nutritional Assessment」の抄読会であった。このことを参考に、筆者は日本栄養士会栄養指導研究所の機関誌「栄養・食生活情報」に我が国で初めて「栄養アセスメント」の総説を掲載した。食事からの栄養素摂取量だけではなく、身体構成、臨床検査、自他覚症状から、総合的に栄養状態を評価・判定することが重要であり、このことを管理栄養士の新たな役割と業務だと主張したのである。

このような背景を基に、一九九七年八月、ついに「21世紀の管理栄養士等のあり方検討会」（座長細谷憲政）が厚生労働省に設置された。多様な分野の代表者が参加し、広範囲な議論が一年間行われ、次の内容がまとめられた。

「生活習慣病対策が国民の健康問題の大きな課題となっている。生活習慣病の発症と進行を防ぐためには、食生活改善が重要である。栄養指導には、栄養評価・判定に基づく高度な専門知識・技能が求められているが、現行の管理栄養士等は主に給食管理に携わっており、栄養評価・判定に基づく傷病者への栄養管理等に携わっている者が少ない。欧米では、栄養士は慢性疾患等の疾病の予防から治療に至るまでの業務をこなす『人』を対象とする栄養専門職種として位置づけられていることから、我が国においても、管理栄養士等のあり方を総合的に見直していくことが必要である」。

つまり、機能不全になっている管理栄養士の制度を立て直すことが必要であり、管理栄養士を人間栄養学に基づいて教育、養成すべきであり、その専門性は、人間の栄養状態を改善する対人業務にすべきであるとの結論に至ったのである。

9　ついになし遂げた「二〇〇〇年法改正」

「21世紀の管理栄養士等のあり方検討会」の答申が出され、実際の法改正に至るまでには、多くの国会議員や行政官の協力が必要であった。特に忘れられないのは、厚生労働省の根本匠副大臣(二〇一八年から厚生労働大臣)の存在であり、彼は栄養士会からの要望や制度上の問題から論点整理をし、一九九九(平成一一)年七月十六日、極秘の「根本メモ」を示してくれた(表3)。法令の専門家に相談したところ、これならいけそうだと納得したことを、後になって知った。

つまり、「管理栄養士の業務を明確にして『登録』から『免許』の制度にして、個別的・対人的栄養指導により業務独占的な効果が上がるようにすること、人間栄養学に基づいた教育、養成と国家試験の合格を必須にすること」を目的とした大改革であった。一九九九年七月二十一日、各都道

表3　法改正の起点となった「根本メモ」

根本メモ

1999年7月16日

1. 昭和37(1962)年の管理栄養士導入以来
栄養士免許、管理栄養士登録
2. その後、管理栄養士の役割や資格取得要件は、免許にふさわしい社会的実態になった
①集団給食の指導から、個別的・対人的かつ専門的栄養指導になった。
②管理栄養士の業務が業務独占的効果を上げる。
診療報酬で管理栄養士による栄養指導料が算定可
③管理栄養士取得に国家試験合格が必須になった。
3. 業務範囲の不明確さが解消
4. 法文と実態とのかい離が拡大し、社会的混乱が発生

府県から代表団を集めて、東京・ホテルオークラにて「栄養士法改正総決起大会」を開催した。会場は、約五〇〇人の参加者で埋め尽くされ、熱気あふれる中で、参加した全ての国会議員が挨拶に立ち、栄養士法改正への決議表明をした(写真18)。

二〇〇〇(平成一二)年三月十五日、第一四七回国会衆議院厚生委員会において、栄養士法改正案が提案され議論された。提案理由は表4のとおりであった。

そして、同年四月七日、第一四七回通常国会にて、ついに「栄養士法一部改正、公布」(二〇〇二年四月一日施行)が承認された。管理栄養士が登録制から免許性になり、受験資格の見直しが行われ、管理栄養士の新たな定義と業務が明確にされたのである(表5)。

従来からの調理、献立と一般的な栄養指導は栄養士が、

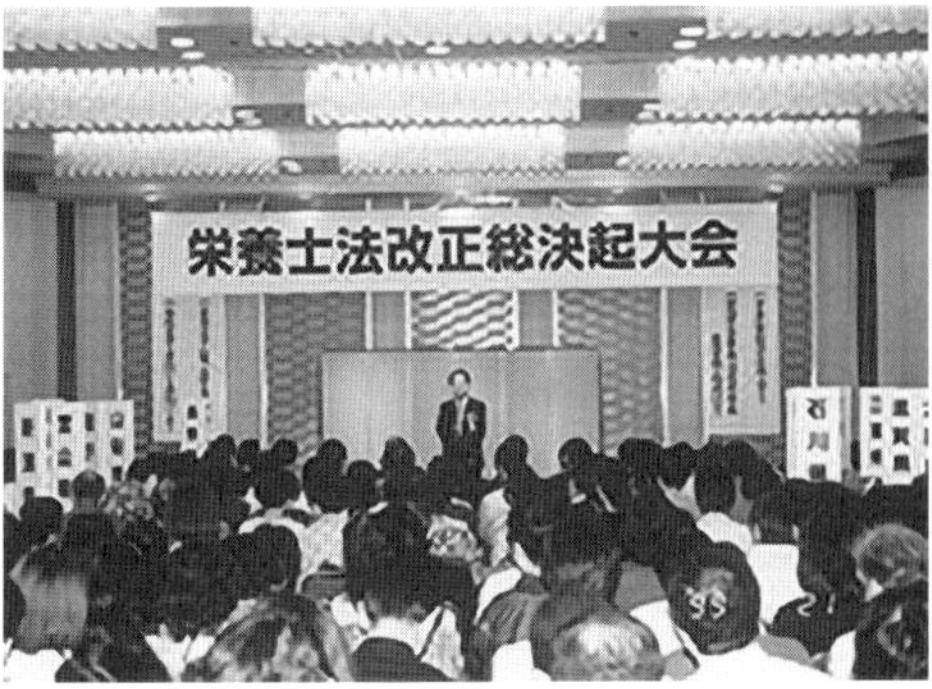

写真 18　栄養士法改正総決起大会
東京 ホテルオークラにて(1999 年 7 月 21 日)

表 4　国会衆議院厚生委員会に提案された栄養士法改正案

生活習慣病の発症と進行を防ぐには食生活の改善が重要であることをかんがみ、管理栄養士制度の見直しを講じる。
①管理栄養士を傷病者に対する療養のために必要な栄養の指導等を行う者と位置付ける。栄養の指導に当たっては主治医の指導を受けること。
②管理栄養士の資格を登録制から免許制にすること。
③管理栄養士の受験資格を見直し、管理栄養士としての知識及び技能の一層の高度化を図ること」

表 5　管理栄養士の定義

管理栄養士とは、厚生労働大臣の免許を受けて、管理栄養士の名称を用いて、傷病者に対する療養のため必要な栄養の指導、個人の身体の状況、栄養状態等に応じた高度の専門的知識及び技術を要する健康の保持増進のための栄養の指導、特定多数人に対して継続的に食事を供給する施設における利用者の身体の状況、栄養状態、利用の状況等に応じた特別の配慮を必要とする給食管理及びこれらの施設に対する栄養改善上必要な指導等を行うことを業とする者をいう。

対象者の栄養状態の評価、判定に基づいた栄養管理及び指導は管理栄養士が行うこととなり、業務の明確化が図られた。給食管理を中心とした病院や施設での管理栄養士の業務は、従来の給食管理のみならずカテーテルによる栄養補給も含めた総合的な臨床栄養管理へと進展した。

管理栄養士を養成するカリキュラムも全面的に改正され、生理・生化学、解剖学、病理学、臨床栄養学などの医学教育が重視され、臨地実習の内容も対物業務から対人業務の実習が重要視されるようになった。

10　法改正による管理栄養士の業務の改革

改正以降、管理栄養士に関する各種制度は、すさまじい勢いで改革が進んでいった。二〇〇二(平成一四)年、「栄養改善法」は「健康増進法」へと改正され、栄養は、運動、禁煙、ストレス管理等を含めた総合的な健康づくりの一部になった。しかし、病院、福祉施設の特定給食施設には、管理栄養士の配置が義務化され、より厳格に栄養管理を進めるために栄養管理基準が定められた。この中では、栄養士法改正の趣旨に沿って、対象者への栄養アセスメントを用いた栄養状態の評価や食事の品質管理の重要性が明記されたのである。

「二〇〇〇年栄養士法改正」により、大きく変化したのは医療、福祉における管理栄養士の役割である。病院や福祉施設における栄養管理は、献立作りの栄養管理から傷病者自身の栄養管理へと変わった。つまり食べ物に含有されるエネルギーや栄養素の調節から、人間の栄養状態や健康状態を改善する臨床的栄養管理へと変化したのである。

二〇〇五(平成一七)年、介護保険に管理栄養士による「栄養マネジメント加算」が初めて認められた。この成果は、二〇〇八(平成二〇)年の診療報酬改正において、医療における「栄養管理実施加算」へと発展し、栄養管理は全ての入院・入所に必要であることが認められるようになった。二〇一〇(平成二二)年には、急性期の入院患者で管理栄養士だけでは栄養管理が困難な傷病者に対して多職種協働による「栄養サポートチーム(NST)加算」が新設された。さらに保健の領域では、生活習慣病予防の観点からハイリスク者への指導として、メタボリックシンドローム対策として、二〇〇八年に特定検診・特定保健指導が始まり、管理栄養士は、医師、保健師と一緒に参画することになった。

二〇〇〇年の法改正以来、わずか一〇年間の間に、管理栄養士は生活習慣病の一次予防である保

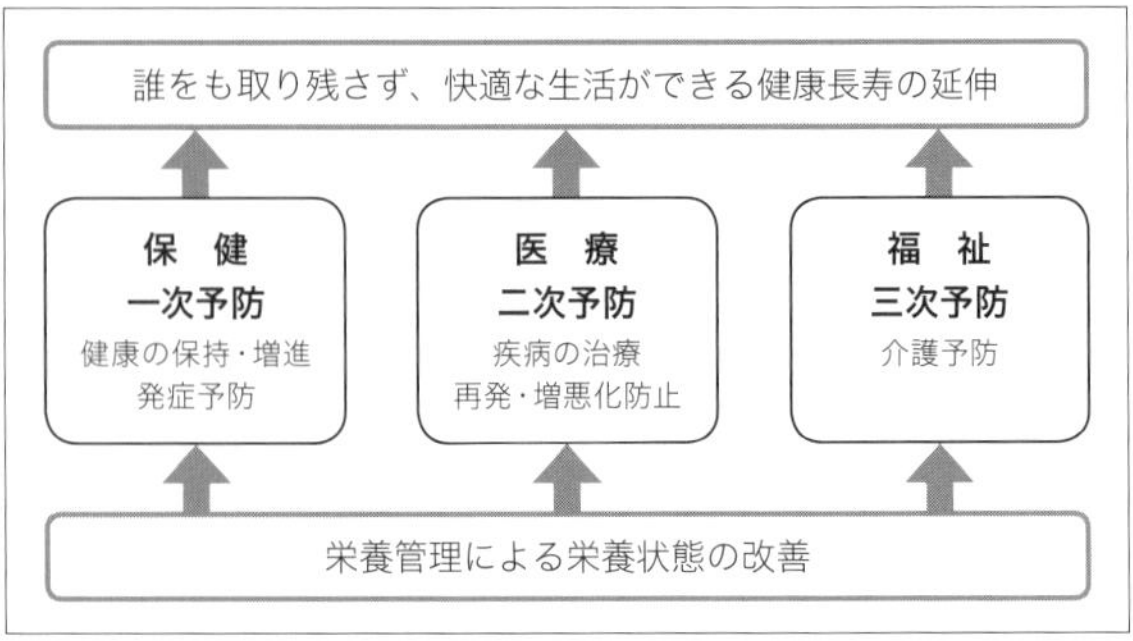

図1　管理栄養士の使命

健、二次予防としての医療、三次予防としての福祉の領域のすべてに専門職としての業務が位置づけられた（図1）。人間栄養学に基づいた「二〇〇〇年の法改正」は、管理栄養士の教育、業務、さらに社会的評価に大きな変革をもたらしたのである。

11　管理栄養士のDream come true

「二〇〇〇年栄養士法改正」を検討する際、私には、これからの管理栄養士の在るべき夢の姿があった。それは、研修したアメリカの多くの病院で働いていた臨床専門の登録栄養士（RD）の姿である。各病棟の中に小部屋があり、そこには、RDとその助手のデスクがあり、すべての患者の栄養管理の記録が保管されていた。保管されている書類には、個々の栄養アセスメント、栄養診断、栄養計画、栄養介入、栄養モニタリングと評価が記録されている。彼女の仕事場は、一〇〇％病棟であり、医師、看護師、薬剤師と共に日々の医療に関わり、患者個々の栄養食事管理の全てがＲＤに任されているのである。当時、調理や事務の業務に専念していた私たちには夢物語であった。しかし、私は、この時、「日本にも、このような臨床の場で栄養管理ができる管理栄養士を何としても作る」と決心した。

幸いにして二〇〇〇年の法改正により、管理栄養士の教育内容に、栄養状態の評価・判定、栄養介入を実施し、その結果をモニタリングし、再評価、再介入しながらマネジメントする栄養ケア・マネジメントが組み込まれた。これで、管理栄養士は、真の医療職として生まれ変わることができると思っていた。

しかし、夢の実現にはクリアしなければならない壁があった。

それは、日本の診療報酬制度である。

わが国の医療は、すべての国民が同一の保険に加入し、その基盤になっているのが診療報酬制度である。診療報酬とは、厚生労働省の諮問機関である中央社会保険医療協議会（中医協）が医療の在り方を審議して、診療行為ごとにその価値を価格として決定するのである。したがって、その行為が診療報酬の対象にならなければ、医療として実施されることはなく、報酬が付かなければ病院の収入にならない。つまり、管理栄養士が優れた栄養管理を行っても、管理栄養士を雇用して日常業務として展開することができないのである。診療報酬額は、点数で表現され（1点＝一〇円）、例えば、管理栄養士が入院・外来の患者に栄養食事指導を行えば、初回の場合、三〇分以上で二六〇点、つまり二六〇〇円が算定されて病院の収入となる。この指導料が最初に診療報酬として認められたのが一九七八年で、当時は五点、つまり、管理栄養士が一時間相談しても、その代償はわずか五〇円であった。今日の評価までなるには、実に三〇年を要したことになる。

診療報酬は、医療の進歩や現状、さらに社会の変化を踏まえて二年に一回、改正され、改定の度に医師会、看護協会、日本栄養士会等の職能団体、さらに関連する学会や協会が政府へ要望活動を行う。この際、重要なことは、関係部署への合理的説明と同時に、要望事項の根拠となる科学的エビデンスの作成である。科学的エビデンスには、栄養学者と管理栄養士はもちろんのこと、多領域・多職種の専門職の連携、協働が必要になる。

◎管理栄養士の診療報酬の拡大

管理栄養士の病棟業務への拡大に必要なのは、二年ごとに改定される診療報酬への働きかけであり、歴史的にその進展過程を整理した（表6）。

表6　診療報酬における管理栄養士業務の拡大

	入院	外来・在宅
二〇〇六年	栄養管理実施加算 入院栄養食事指導料	外来・在宅患者訪問栄養食事指導料
二〇一〇年	栄養サポートチーム加算 摂食障害入院医療管理加算	
二〇一二年	栄養管理実施加算が入院基本料へ	糖尿病透析予防指導管理料
二〇一四年		在宅患者訪問褥瘡管理指導料
二〇一六年	認知症ケア加算	
二〇一八年	回復期リハビリテーション病棟 入院料1における栄養管理の充実	個別栄養食事管理加算 在宅半固形栄養経管栄養法指導管理料
二〇二〇年	回復期リハビリテーション病棟 入院料における栄養管理の充実 早期栄養介入管理加算 栄養情報提供加算	摂食嚥下支援加算 連携充実加算
二〇二二年	入院栄養管理体制加算 周術期栄養管理実施加算	
二〇二四年	リハビリテーション・栄養・口腔連携体制加算	

①入院栄養管理の標準化

管理栄養士による入院患者の栄養管理が診療報酬に最初に認められたのは二〇〇六年の「栄養管理実施加算」である。二〇〇〇年法の改正により、管理栄養士の業務が献立の栄養管理から人間の栄養管理へと変化したが、実施できる管理栄養士はまだわずかであったことから、とりあえず実施した場合にのみ算定できる実施加算として出発した。二〇一二年には、すべての患者に実施することを原則に入院基本料に組み込まれた。つまり、栄養管理はすべての患者に対する必須事項になった。しかし、この時点では、管理栄養士が、病棟に専従するまでには至っていなかったのである。

二〇二二年、特定機能病院において、病棟に専従の管理栄養士を配置して入院基本料を算定する「入院栄養管理体制加算」が新設された。栄養状態の評価、判定、他職域とのカンファレンス等の実施による栄養管理が行える体制が評価されたのである。この加算により管理栄養士の病棟配置が体系化され、入院基本料に関係することから、病院収入に大きく影響を与えることになり、まさに約三〇年かけた"Dream come true"となった。

二〇二四年には、栄養管理体制の基準が明確化された。それは、栄養管理を行う体制を整備し、あらかじめ栄養管理手順、つまり、標準的な栄養スクリーニングを含む栄養状態の評価、栄養管理計画、退院時を含む定期的な評価等を作成することが義務付けられたのである。具体的には、GLIM（Global Leadership Initiative on Malnutrition）基準により、スクリーニング検査で低栄養の疑いがある対象者を抽出し、その後に栄養アセスメントとして表現型（体重減少、低体重、筋肉量減少）と原因（食事摂取量減少または消化吸収機能低下、疾患・炎症）が一つずつ当てはまった場合に低栄養と判定され、栄養管理を実施する方法が標準化された。

②周術期の栄養管理の推進と早期栄養管理

「周術期栄養管理実施加算」が新設され、全身麻酔下で実施する手術を要する患者に対して、医師及び管理栄養士が連携し、当該患者の日々変化する栄養状態を把握し、術前、術後における適切な栄養管理を実施した場合の評価が認められた。

早期からの回復に向けた取組への評価も始まった。つまり、患者の早期離床及び在宅復帰を推進する観点から、入室後早期から経腸栄養を開始した場合は、所定点数に加算できるようになった。管理栄養士が専従し、栄養管理を行う十分な体制が整備されていることが条件で、救命救急入院料、ハイケアユニット入院医療管理料、脳卒中ケアユニット入院医療管理料または小児特定集中治療室管理料を算定する病室について算定可能となる。

③回復期リハビリテーション及び急性期リハビリテーション・栄養・口腔連携体制加算

二〇一八年の回復期リハビリテーション病棟への管理栄養士の配置以降、急性期医療におけるADLが低下しないための取組を推進するために、リハビリテーション、栄養管理及び口腔管理の連携・推進を図る観点から、これらを一体化した加算が認められた。

④摂食嚥下機能回復体制加算

医師・看護師・言語聴覚士・薬剤師・管理栄養士等が共同して摂食嚥下支援チームを設置して、摂食機能または嚥下機能の回復に必要な指導管理を行う。

⑤褥瘡管理加算

褥瘡支援チームの設置により、薬剤師または管理栄養士が他職種と連携し、当該患者の状態に応じて、薬学的管理や栄養管理を実施することに関し、診療計画への記載が求められる。

⑥栄養サポートチーム加算

医師・管理栄養士・薬剤師・看護師による栄養サポートチームによる加算が認められた。

⑦栄養情報提供加算

入院中の栄養管理に関する情報を示す文書を用いて患者に説明し、これを他の保険医療機関、介護老人保健施設等または福祉型障害児入所施設と共有した場合に加算できる。

⑧入院・外来栄養指導の評価

入院・外来栄養食事指導料において、情報通信機器等を用いて栄養食事指導を行った場合の評価や、外来化学療法を実施しているがん患者に対して、専門的な知識を有する管理栄養士が指導を行った場合の評価もされるようになった。

12　栄養管理の国際標準化

人間栄養学に基づいた臨床栄養管理は、薬物や外科療法における治療効果の上昇、疾病の増悪化や合併症を抑制し、入院日数の減少、さらに介護では、介護度の減少、さらに医療費や介護費の減少などに影響することが明らかになってきた。一九九〇年頃より、世界中で、栄養状態の評価・判定法、栄養補給法、さらにチームケアの意義や方法の議論が起こった。しかし、その方法は各医療機関や国家間で異なり混乱状態を招いた。このような状況の中で検討されたのが、栄養管理の国際標準化である。

一九九八年、アメリカの〝栄養と食事のアカデミー〟(Academy of Nutrition and Dietetics：AND)、元アメリカ栄養士会)のフィッツ(Fitz)会長は、Health Services Research に栄養管理に関する特別委員会(task force)を立ち上げ、二〇〇一年から栄養管理に関する本格的な検討を始めた。二〇〇三年、ANDは、その成果を基に Nutrition Care Process：NCP の導入を正式に決定し、その内容を機関誌に発表した。

NCPは、人間の栄養状態を改善するための「質の高い栄養管理システム」であり、下記の内容から構成されている。

①栄養アセスメント(Nutrition Assessment)
②栄養診断(Nutrition Diagnosis)
③栄養介入(Nutrition intervention)
④栄養モニタリングと評価(Nutrition Monitoring and Evaluation)

ANDは、NCPをさらに国際標準化にすることを二〇〇五年に提案し、この年の八月二三〜二四日、シカゴのAND本部で「食事療法の国際的標準化に関する会議」(International Meeting on Standardized Language for Dietetics)が開催され、日本から筆者が参加した。会議では医療制度、病院食や栄養管理の位置づけ、実施方法、教育・養成制度、さらに各国の栄養状態や栄養問題等に関して、活発な議論が行われた。なかでも多くの時間をかけたのが、「栄養診断」の導入であった。栄養診断は、栄養アセスメントを基に対象者の栄養状態を診断することであり、改善すべき特異的な課題を明確化することでもある。つまり、栄養アセスメントが、食物／栄養歴、生化学データ、臨床検査、処置、身体計測、身体徴候、治療歴等、各項目をそれぞれ評価するのに対して、栄養診断は栄養アセスメントの個々の評価を基に総合的な評価と判定を行うことになる。

今後、我が国での検討が必要になる。

13　細谷憲政のラストメッセージ

二〇〇〇年の法改正から十六年経過した二〇一六年四月、日本臨床栄養学会（前理事長　白井厚治）の主催による「臨床栄養学の実践活動の未来を考えた研修会」が実施された。研修会の主目的は、管理栄養士の病棟配置の根拠になるエビデンスづくりの準備であった。冒頭に細谷憲政の特別講演があった。椅子に座ってもらい、そばで筆者がパワーポイントを操作した。話の中で「わが国

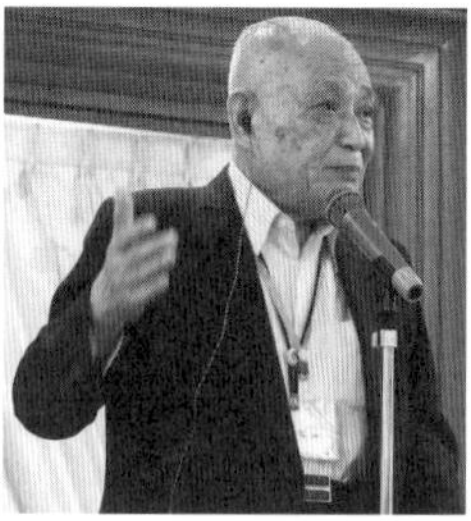
写真19　細谷憲政の最後の講演

の臨床栄養学の研究と実践は国際的に遅れていて、まだまだ追いついていない。関係者はもっと努力しなければならない」と、檄を飛ばされた。驚いたことに、話の後半になると、突然起立し、身を乗り出し、そのまま最後まで立ちっぱなしで話された（写真19）。その迫力に圧倒され、誰一人として質問する者も、意見を述べる者もいなかった。この講演の四か月後、細谷憲政は突然、他界した。

今、思えば、この講演が「栄養を人間に取り戻そう」と叫び続けた細谷憲政の命を振り絞ったラストメッセージであった。二〇世紀の後半、この非凡な栄養学者が日本に現れなかったら、日本の栄養は間違いなく泥船のごときに沈没していた。生前、毎週のように政府、学会、研究会、検討会等の会議、そして個人に対する評価や批判、さらに不満を嫌というほど聞かされた。しかし、今、考えると、この改革はそれほどに困難を極め、尋常な方法でできることではなかったのである。

二〇二三年、管理栄養士・栄養士が医療法に医療職として明記され、二〇二四年度の診療報酬改定で管理栄養士の病棟配置が認められ、救命救急センターでも活躍するようになった。もし、細谷憲政が生きていたらどれほど喜んでくれたかと思うと残念で仕方ない。

5章　高齢社会とジャパン・ニュートリション

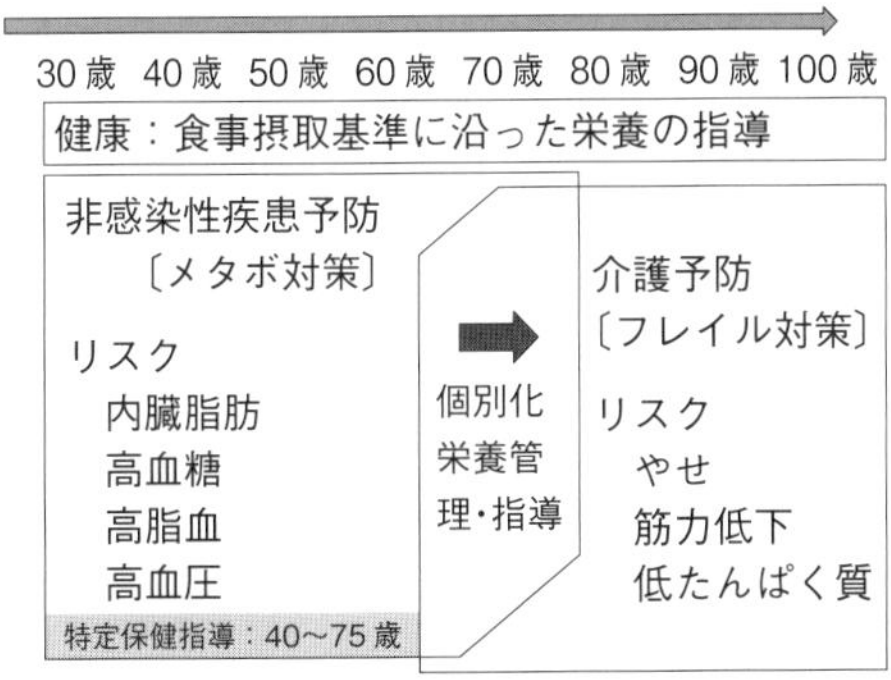

図３　メタボ対策からフレイル対策への移行
いつ、どのようにギアチェンジをするかが課題

1　健康寿命の延伸とは

ヒトは生物である。つまり、生き物である限り、加齢による生理機能の低下と命の終焉は避けられない。しかし、明治維新による国家の近代化以前と比べれば我々の健康状態は向上し、とんでもなく長生きができるようになった。江戸時代の平均寿命は約五〇歳だったと言われ、約一五〇年間で倍近い人生が生きられるようになったからである。不老不死は夢物語だが、健康の増進、疾病の予防、さらに治療の進歩は、私たちの生命の期間を間違いなく延伸させた。

二〇一六年、ロンドン・ビジネス・スクールのリンダ・グラットン教授とアンドリュー・スコット教授は「LIFE SHIFT：一〇〇年時代の人生戦略」(東洋経済新報社)を出版し、先進諸国では、二〇〇七年に生まれた二人に一人が一〇三歳まで生きることができることを証明した。その時の日本人の平均寿命は一〇七歳になり、この時でも日本は世界一の長寿国であり、私たちは普通に一〇〇歳まで生きられる社会が訪れようとしている。

「人生、一〇〇歳時代の到来」である。

このような時代に、人種差や性差に関係なく、子どもも、成人も、高齢者も、傷病者も、経済的弱者も、さらに障害者も、誰一人取り残さずに健康寿命が維持、延伸できる栄養や食事はどのようにあるべきか？　課題は大きい。

課題解決のヒントになるのが、ＷＨＯ報告書「高齢化と健康に関するワールド・レポート（World Report on Ageing and Health 2015）」にある。一般的に言われている高齢社会は、傷病者が増大し、個人や社会の活力は低下し、経済発展も減少し、医療費や介護費が増大する暗くて悲壮感が漂う社会が予測されている。しかし、この報告書には、そのような暗いイメージはなく、下記の内容が解説されているからである。

「高齢者は、依存者ではない」
「高齢化は、医療費の増加をもたらすが、予想するほど高くはならない」
「高齢者は、昔話ばかりではなく、未来に展望を持ち、未来を語ることができる」
「高齢者への支出は、負担費用ではなく投資と考える」
「高齢者の医療や介護などの費用負担が強調されすぎて、社会貢献が過小に評価されている」
「コスト削減の努力と同時に高齢者を支える政策に投資すべきである」

つまり、高齢者は、確かに種々の身体能力の喪失や機能低下が起こり、慢性疾患を複数抱え、死に至るリスクも高くなっているが、このような状況下でも、病気の予防、治療に専念しながら残されている心身の機能を活用すれば、自立した日常生活が営まれ、幸福な人生を送ることができると言っている。例えば、左手を失えば、失ったことを悔やむのではなく、残された右手の機能を高め、必要に応じて先端技術で左手の義手の機能を高め、たとえ障害が残っても、普通に生活ができる社会環境を作るのである。そして、全ての人々が自分の思いや夢がかなえられ、より充実した人生が送れる社会を創造するのである。

手足を失ってもメダルを取ろうと懸命に生きているパラリンピック選手、高血圧、がん、糖尿病、心臓病、腎臓病等の病気を持ちながら自分の好きな仕事や趣味に打ち込んでいる人々は、健康寿命を謳歌している人々である。つまり、健康寿命の延伸と言われている健康とは、従来の病気や障害ではない状態を言っているのではない。いわゆる、病気の発症予防を目指した健康づくりの健康ではなく、疾病や障害の有無に関係なく、心身の機能強化を図り、自立した生活ができる寿命を延ばすことを健康寿命の延伸と言っている。

しっかり食べ、適度な運動を行い、病気や障害があろうとも、いつまでも、学ぶことを忘れず、家事や社会活動を行い、勘違いでもよいから、自分は社会の役に立っていると思い続けられる高齢者がたくさんいる社会をみんなで創造しようというのである。

2　高齢者の生理的変化と低栄養

加齢に伴い全身の機能は低下し、身体的、精神的、かつ環境への適応能力が減退する。例えば、身体的には、身長、体重の減少、歯牙の脱落が起こり、動作が緩慢で不安定となり、筋力、持久力は低下する。筋肉が減少し、水分貯蔵の減退により脱水を起こし、骨量の減少により骨粗鬆症になりやすくなる。循環機能である心拍出量が低下し、血管内腔の狭窄や末梢血管抵抗の増大が起こり、肺の萎縮や弾力性の低下も起こる。消化機能では、口腔の乾燥、唾液、胃液・胆汁、膵液などの分泌量が減少し、咀嚼機能の低下、嚥下反射の低下、食道の蠕動運動の収縮力の低下、さらに腸の蠕動運動の低下が起こることから、消化・吸収機能は全体的に低下する。また、舌乳頭や味蕾の数の減少、味細胞機能の減退などにより味覚の低下が起こり、舌や口腔粘膜の温度覚、触圧覚の減退により嗜好の変化も観察されている。

高齢者は、このような生理的変化に、薬の増加による味覚変化、唾液の減少、消化酵素活性の低下等が重なり、食事全体の摂取量が減少する。食事の内容も、肉料理から魚介類や野菜を材料にしたあっさりした料理に変化し、結果的に油脂類、肉類、牛乳・乳製品、卵類の摂取量が減少する。つまり、エネルギー、動物性たんぱく質、脂質、ビタミンやミネラルが減少した低栄養状態になりやすい。食事の摂取量が減少すると、体重、特に除脂肪組織(LBM：lean body mass)が減少しやすく、筋量と細胞内水分量が少なくなる。さらに筋力が低下すると活動性が低下して運動量が減少する。運動量が減少すると食欲が低下すると同時に、筋肉量が減少して基礎代謝の低下が起こり、消費エネルギー量が減少することにより、食事の摂取量がさらに減少する負のスパイラルに陥って行く。低栄養になると、元気がない、疲れやすい、根気がない、やる気が起こらない、何をするにも面倒になる等、不定愁訴が多くなり結果的に生活の質(QOL)は低下する

高齢者では食欲低下と味覚変化が起こり、このことが食事全体の摂取量を減少させるだけではなく、食品や調理、さらに献立の多様性を減少させてくる。しかも、このような食事の変化には、多種多様な要因が関係している(表7)。例えば、加齢による食欲や味覚の変化、病気、薬の副作用、精神・心理状態、認知機能障害、うつ、誤嚥・窒息への恐怖、社会的要因等があり、その対応には、調査、観察、問診、傾聴等により、慎重な対処が必要になる。

表７　食事の摂取量が減少する要因

1	加齢：食欲低下、嗅覚・味覚低下
2	病気：咀嚼・嚥下障害、消化器疾患、炎症・がん、代謝疾患、薬の副作用
3	精神・心理：認知機能障害、うつ、誤嚥・窒息への恐怖
4	社会：一人暮らし、介護不足、孤独、貧困
5	その他：不適合な食形態、肥満・生活習慣病への過度な反応、誤った栄養・食事の知識

　ところで、多くの日本人は、貝原益軒の「養生訓」の影響もあり、「腹八分目食」、つまり、過食しないで控えめに食べることが健康に有効だと信じている。確かに、エネルギー制限食は、中高年のメタボリックシンドローム（メタボ）対策には効果的である。過食を戒め、体脂肪、血漿中性脂肪・コレステロール、血糖、さらに血圧の上昇を抑制し、これらが高値の場合には、低下させる効果があるからである。しかし、過食や肥満がない場合、さらに成長期の子どもや低栄養になりやすい高齢者には、「腹八分目食」は必ずしも健康的な食事ではなく、低栄養のリスクになる。

「腹八分目食」は、貧血、骨粗鬆症、サルコペニア、各種の栄養欠乏症を招き、健康寿命の延伸には結びつかないのである。特に、成長期にある胎児、小児、思春期、さらにフレイルになりやすい高齢者には、決して勧められる食事ではない。高齢期におけるメタボ対策の継続は、低栄養を助長する原因になるので十分な注意が必要である。

3　メタボリックシンドローム対策（メタボ対策）とフレイル対策

メタボリックシンドロームとフレイルの対策について、改めて考えてみる。メタボリックシンドロームは、腹腔内脂肪、血糖、脂質、さらに血圧が上昇し、動脈硬化や糖尿病、さらに狭心症や心筋梗塞等の非感染性疾患が発症しやすい状態になっている。このような状態に陥る要因（リスク）として、食事の欧米化に伴い摂取エネルギー、さらに糖質や脂質の摂取量の増大が関係している。したがって、メタボ対策は、運動量を増大して、糖質か脂質の摂取量を減少させて、体内にエネルギー不足状態を起こし、腹腔内脂肪の肥大を減少させることを目的にしている。肥大化した脂肪細胞は、炎症性サイトカインの産生を増大させて血管病変を起こし、メタボリックシンドロームの症状を悪化させるからである。つまり、メタボ対策は疾病の予防と治療のために行われることになる。

一方、フレイル対策は、高齢者の食欲低下や疾病により食事の摂取量が減少し、低栄養になり、種々の運動機能が低下することを予防するために行われ、その主目的は疾病予防ではなく介護の予防と増悪化防止にある（図2）。

三〇～七〇歳頃は、メタボ対策のために腹八分目食は有効であるが、七〇歳前後になるとフレイ

メタボリックシンドローム 腹囲高値を必須項目 1）血圧高値（収縮期または拡張期） 2）脂質異常（血清トリグリセライド または HDL） 3）血糖高値（空腹時または随時血糖）	2項目以上：メタボリックシンドローム 1項目：メタボリックシンドローム予備群

フレイル 1）体重減少 2）筋力低下 3）疲労感 4）歩行速度の低下 5）身体活動の低下	3項目以上：フレイル 1～2項目：プレフレイル

図2　メタボリックシンドロームとフレイル対策
メタボリックシンドロームは過剰栄養の改善により疾病予防
フレイルは低栄養の改善により介護予防

ル対策が必要となる。そこで、重要なことは六〇歳から八〇歳の期間に起こるメタボ対策からフレイル対策へのギアチェンジである（扉図3）。

4　メタボリックシンドロームからフレイルへのギアチェンジはいつ、どのようにするのか？

ある日、突然、「腹八分目食」から「満腹食」に切り替えるのではない。高齢者になれば、糖尿病や脂質異常症があってもフレイルに陥ることがあり、逆に、フレイルになっても、これらの病気が残存し、新たに発症することもある。つまり、高齢者に対しては、疾病と介護の両方を予防し、増悪化の進展を遅らせて健康寿命の延伸を図ることが目標になり、その方法は

表8　BMIの目標範囲

年齢(歳)	目標とするBMI(kg/m^2)
18～49	18.5～24.9
50～64	20.0～24.9
65～74*	21.5～24.9
75以上*	21.5～24.9

注)男女共通。あくまでも参考として使用すべきである。観察疫学研究において報告された総死亡率が最も低かったBMIを基に、疾患や死因との関連など総合的に判断し、目標範囲を設定した。

* 高齢者では、フレイルの予防及び生活習慣病の発症予防の両者に配慮する必要があることを踏まえ、当面目標とするBMIの範囲を設定した。

個々の健康状態、栄養や食事の状態を総合的に評価、判定し、個別化された栄養・食事療法が必要になる(表8)。実施するのは医師、管理栄養士等の専門職の相談を受けることをお勧めする。

実施の際の基本的ポイントは下記のようになる。

①BMIが二一・五kg/m^{2}より低値(やせ)の場合

高血糖、脂質異常、高血圧などのメタボリックシンドロームのリスクがない場合は、健康的な食事をしっかり食べて、体重を増加させてBMIが二一・五～二四・九kg/m^{2}の範囲に入るようにする。健康な食事とは、栄養バランスが優れ、たんぱく質を一・〇～一・二g/標準体重kg、炭水化物を摂取エネルギーの五〇～六〇%にして、脂質は植物性油脂や魚油を中心にする。主食は、胚芽米、七分つき米、全粒パンとし、野菜、果物、海藻、きのこ、こんにゃく等、食物繊維の多い食品を選択する。

表9　メタボリックシンドロームのリスクがある場合の調整

1　高血糖
＊砂糖、高糖質の飲料、甘い菓子類の減少
＊脂質、酢、牛乳・ヨーグルト等、食後血糖値が上がりにくい低GI(グリセミックインデックス)食品の利用
＊食物繊維の増大
＊野菜、海藻類、果物等の食物繊維の多い食品から食べる
＊ゆっくり食べる

2　脂質異常(LDLコレステロール・中性脂肪の増大)
＊砂糖、高糖質の飲料、甘い菓子類の減少
＊アルコール飲料の減少
＊バター、動物性脂肪の減少
＊植物性脂肪や青魚脂肪の増大
＊食物繊維の増大
＊内臓類、魚卵類等、コレステロール含有量の多い食品の減少
＊食物繊維の増大

3　高血圧
＊減塩
＊果物、海藻等、カリウム含有量の多い食品の増大

高血糖、脂質異常、高血圧等のメタボリックシンドロームのリスクが存在すれば、それぞれのリスクに対応する食事へ改善する(表9)。この場合、フレイルを避けるために体重が減少しないか、むしろBMIが二一・五kg/m^2以上になるように努める。各リスクのコントロールは、医師と管理栄養士に相談する。

②BMIが二一・五kg/m^2～二四・九kg/m^2(やせも肥満もない)の場合

メタボリックシンドロームのリスクがなければ、健康的な食事によりBMIがこの範囲内に維持されるように気をつける。メタボリックシンドロームのリスクが存在す

れば、それぞれのリスクに対応する食事へ改善する（表９）。例えば、高血糖が存在する場合は、糖質を制限し、ＧＩの低い食品を積極的に選択する。ＢＭＩの範囲は標準値内であるが、その中でも肥満傾向のある場合は低エネルギー食にして減量に取り組むことが必要である。しかし、低栄養を防ぐためにＢＭＩが二一・五ｋｇ／m^2より低値にならないようにする。

③ＢＭＩが二四・九ｋｇ／m^2より高値（肥満）の場合

メタボリックシンドロームのリスクの有無に関係なく、腹八分目食により減量に努める。特にリスクが存在する場合は、個人の特性に合わせて、そのリスクが軽減できるように集中的に減量に取り組むことが必要である。

５　高齢者の食事と介護食

高齢者の介護食で、最も重要な課題は摂食・嚥下機能の低下である。摂食・嚥下障害とは、十分な食事量が安全に摂取できない状態を言い、医学的には栄養の摂取不足と気道器官の機能に問題がある。摂食・嚥下障害には、多様な原因や病態が出現し、その状態の重症度を把握するためにいく

表 10　FOIS（functional oral intake scale）の方法

Level 1	経口摂取なし
Level 2	経管栄養と少量の経口摂取
Level 3	経管栄養と経口摂取の併用
Level 4	全てが経口摂取であるが、ゼリー食またはペースト食に限定
Level 5	全てが経口摂取であるが、刻み食やトロミ食など特別な準備や代償が必要
Level 6	特別な準備を必要としないが、全粥軟菜食のように特定の食品や調理法に制限が必要
Level 7	制限がなく通常に経口摂取できる

つかの方法が検討されている。代表的なのがＦＯＩＳ（Functional Oral Intake）の方法である（表10）。

日本摂食・嚥下リハビリテーション学会は、日本の現状を踏まえて「摂食嚥下障害の評価 2019」を発表している。摂食・嚥下障害の重症度に対応するために、食事の難易度を0から4の段階に分類し、ピラミッド型で表現している。最も重症であるレベル0では、ゼリー形態の0jと、とろみ形態の0tに分けている。ピューレ・ペースト状のコード2も、なめらかなものと不均一で粒入りの二段階で分類している。また、とろみ食には多種多様な食材や調理法が存在するので、飲んだ時と見た時の性状により「薄い」「中間」「濃い」の三段階に分類し、それぞれの段階に適した食品や調理法を活用する。

6　在宅高齢者の栄養ケア

高齢者の疾患や心身の機能は複雑である。例えば、低栄養状態になると体重減少と同時に、体温や脈拍数の減少、体力低下、浮腫、視力・聴力低下等の生理的変化が起こる。さらに、集中力や注意力の低下、抑うつ、イライラ、無気力、ヒステリー等の精神的変化も起こりやすくなる。対象者の栄養アセスメント、それに基づいた食事、栄養補給の選択には、十分な配慮が必要である。さらに、幸福感を感じながら健康寿命を延伸させるには、可能な限り住み慣れた自宅での生活が望ましい。在宅高齢者の栄養・食事のポイントをまとめた。

①食事の全体量が減少しないようにする

高齢者では、全ての栄養素が不足する傾向にあるので、ある特定の栄養素や食品を摂取するのではなく、全ての栄養素が不足しないように、食事全体の摂食量を増やす工夫をする。

食欲を増進する酢、香辛料、嗜好性の高い食品や調理等を適度に使い、料理の温度管理、部屋の雰囲気、匂いなどに気を付ける。テーブルに花を飾ったり、好きなＢＧＭを流すのもよい。さらに、できる限り共食をして、食事中は不快になる話題は避け、明るく楽しい食卓にすることが大切である。また、咀嚼や嚥下が困難な場合は、濃厚流動食品や咀嚼・嚥下困難者用食品等の特別用途食品を活用する。

②地域の食環境を把握する

対象者や家族、あるいは同居人さらに家庭を取り巻く地域の人々との人間関係や地域の特徴、さらにコンビニエンスストアやスーパーマーケット、食料品店、レストランや食堂、通信販売など、在宅での食事を支えてくれる環境を把握し、これらを活用することが必要である。

③栄養管理に関する新たな知識や技術を活用

高齢者の栄養状態を簡便に知る測定機器やアプリケーションソフトが開発されているので、これらを積極的に活用する。経口や経腸・経静脈栄養法も特殊な機器や製品が開発されているので、対象者に適合するものを選択し、積極的に活用していく。また、研究者や企業と連携して、これらの新たな機器や製品を開発することも大切である。

④個人の生活を配慮した個別化栄養食事管理を基本にする

性、年齢、さらに疾病や介護度が同じだとしても、在宅では個人の食習慣、家族、経済、地域、伝統等が影響するために同じ食事療法や栄養補給法は存在しないと考えた方がよい。個々の対象者が持つ健康・疾病の程度、原因となっているリスク、さらに生活習慣、薬物、家庭や地域の状態等を考慮した栄養管理が必要になる。

⑤食事や栄養の相談は管理栄養士・栄養士へ

食事や栄養に関することは、まず管理栄養士に相談する。病院・診療所・介護施設に通院・通所している人は探すことができるが、地域の保健所、栄養士会、さらに「栄養ケアステーション」を訪ねてみるのもよい方法である。

⑥チームケアと地域包括ケア

食事療法と栄養補給を実施するには、管理栄養士のみならず医師、歯科医師、看護師、薬剤師、理学療法士、作業療法士、歯科衛生士等との多職種連携が必要になる場合がある。また、病院、診療所、福祉施設等、地域の施設との連携、情報共有を積極的に進め在宅訪問栄養ケアを地域包括ケアシステムの一部と考えることが大切である。

参考文献

●1章

1 中村丁次：楽しくわかる栄養学、羊土社、二〇二〇
2 小谷野敦：日本人のための世界史入門、新潮新書、二〇一三
3 大礒敏雄：人口・食糧そして栄養はどうなる、第一出版、一九七七
4 日本栄養士会栄養指導研究所監修／健康・栄養情報研究会編：戦後昭和の栄養動向　国民栄養調査40年をふりかえる、第一出版、一九九八
5 原田信男：食べるって何？　ちくまプリマー新書、二〇〇九
6 ユヴァル・ノア・ハラリ／柴田裕之訳：サピエンス全史、上・下巻、河出書房新社、二〇一六
7 チップ・ウォルター／長野敬、赤松眞紀訳：人類進化700万年の物語、青土社、二〇一四
8 更科功：絶滅の人類史―なぜ「私たち」が生き延びたのか、NHK出版新書、二〇一八
9 ルース・ドフリース／小川敏子訳：食糧と人類、日本経済新聞出版本部、二〇一六
10 佐藤洋一郎：食の人類史―ユーラシアの狩猟・採集、農耕、遊牧、中公新書、二〇一六

●2章

1 中村丁次：中村丁次が紐解くジャパン・ニュートリション、第一出版、二〇二二
2 山崎郁子：中医営養学、第一出版、二〇〇三
3 太田美穂：食の近代化と栄養学：近代化と学問、一一七―一三三頁、二〇一六

4　城戸秀倫、佐々木洋平、東純史　他：メタアナリシスによる高木兼寛の実験航海の再検証．慈恵医大誌一一九：二七九―八五頁、二〇〇四
5　藤原弘道：日本栄養学のあゆみ（第二部）：食生活五四（四）：六一―八六頁、一九六〇
6　佐伯芳子：栄養学者佐伯矩伝、玄同社、一九八六
7　国民栄養協会編：栄養士法と栄養改善法：放出食糧による集団給食．日本栄養学史、二一三―二六頁、二五二―八頁、秀潤社、一九八一

●3章

1　大礒敏雄：栄養随想、医歯薬出版、一九五九
2　藤沢良知：栄養士、管理栄養士は21世紀を支える専門職種：栄養士＆管理栄養士まるごとガイド八―一四頁、フットワーク出版、二〇〇〇
3　原正俊：栄養士制度の発展、栄養改善法から健康増進法へ：社団法人設立50周年記念誌、一三〇―四〇頁、社団法人日本栄養士会、二〇〇九
4　八鍬志郎：栄養士制度の推移：社団法人設立50周年記念誌、一一六―五七頁、社団法人日本栄養士会、二〇〇九
5　国民栄養協会編：放出食糧による集団給食：栄養士法と栄養改善法：二一三―二六頁、二五二―八頁、日本栄養学史、秀潤社、一九八一

●4章

1 Gibson RS. Principles of Nutritional Assessment, Oxford University Press, 1990

2 中村丁次：栄養状態の評価―Nutritional Assessment．栄養・食生活情報六（一）：七―一六頁、一九九二

3 Gottschlich MM, Matarese LE, Shronts EP. Nutrition Support Dietetics Core Curriculum Second Edition 1993, ASPEN

4 細谷憲政、中村丁次編：臨床栄養管理　その理論と実際、第一出版、一九九七

5 Lance K, Pritchett E. Nutrition Care Process and Model: ADA adopts road map to quality care and outcomes, management. *J Am Diet Assoc* 103(8): 1061-72, 2003

6 American Dietetic Association. Documents of International Meeting on Standardized Language for Dietetics, August 23-24, Chicago, 2005

7 中村丁次：栄養管理の国際的標準化と栄養診断の導入．臨床栄養一一（一）：八九―九一頁、二〇〇六

8 Nakamura T, *et al.* Provide Dietitians the Key Elements Needed To Implement Evidence-Based Dietetics Practice in their Practice, Workshop, Abstract Book of 15th International Congress of Dietetics, Yokohama, 2008

9 細谷憲政：人間栄養学の必要性―評価の観点から―．日栄・食糧会誌六三（六）：二八七―九七頁、二〇一〇

10 日本栄養士会監訳：栄養診断、国際標準化のための栄養ケアプロセス用語マニュアル、一九七—三三七頁、第一出版、二〇一二

11 細谷憲政／中村丁次編：臨床栄養、臨床栄養序論：チーム医療に必要な人間栄養学の取り組み、二—二八頁、第一出版、二〇一二

12 Cederholm T, Jensen GL, Correia MITD, *et al.* GLIM criteria for the diagnosis of malnutrition – A consensus report from the global clinical nutrition community. *Clinical Nutrition* 38: 1-9, 2019 https://doi.org/10.1016/j.clnu.2018.08.002

●5章

1 Beard JR, Officer A, Cassels A. World report on ageing and health. Geneva. World Health Organization, 2015

2 Keys A, Brožek J, Henschel A, *et al.* The Biology of Human Starvation (2 volumes), University of Minnesota Press, 1950

3 Colman RJ, Anderson RM, Johnson SC, *et al.* Caloric restriction delays disease onset and mortality in rhesus monkeys. *Science* 325: 201-4, 2009

4 Mattison JA, Roth GS, Beasley TM, *et al.* Impact of caloric restriction on health and survival in rhesus monkeys from the NIA study. *Nature* 489: 318-21, 2009

5 Julie A. Mattison1, Ricki J, *et al.* Caloric restriction improves health and survival of rhesus mon-

keys. Nature Communications 8: 14063, 2017

6　北村明彦、新開省二、谷口　優、他．高齢期のフレイル、メタボリックシンドロームが要介護認定情報を用いて定義した自立喪失に及ぼす中長期的影響：草津町研究．日本公衆誌六四：五九三－六〇六頁、二〇一七

7　Strandberg TE, Stenholm S, Strandberg AY, *et al.* The "obesity paradox," frailty, disability, and mortality in older men: a prospective, longitudinal cohort study. *Am J Epidemiol* 178: 1452-60, 2013

8　Zaslavsky O, Walker RL, Crane PK, *et al.* Glucose levels and risk of frailty. *J Gerontol A Biol Sci Med Sci* 71: 1223-9, 2016

9　Cray MA, Carnaby Mann GD, Groher ME. Initial psychometric assessment of a functional oral intake scale for dysphagia in stroke patients. *Arch Phys Rehabil* 86: 1516-20, 2005

10　摂食嚥下障害の評価２０１９：日本摂食嚥下リハビリテーション学会　医療検討委員会　assessment2019-announce.pdf (jsdr.or.jp)

11　日本摂食嚥下リハビリテーション学会医療検討委員会：日本摂食嚥下リハビリテーション学会嚥下調整食分類２０１３、日摂食嚥下リハ会誌一七：二五五－六七頁、二〇一三

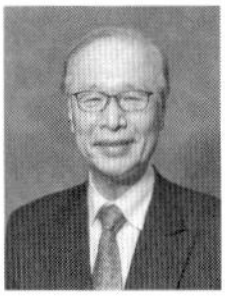

【著者紹介】
中村 丁次（なかむら ていじ）
1948年生まれ。徳島大学医学部栄養学科卒業、新宿医院で臨床の実践、東京大学医学部で医学博士取得、聖マリアンナ医科大学病院栄養部長・内科学講師、内科客員教授を経て神奈川県立保健福祉大学教授・栄養学科長、2011年より学長。公益社団法人日本栄養士会会長
2023年 神奈川県立保健福祉大学名誉学長、公益社団法人日本栄養士会代表理事会長

第1巻 人間栄養学とジャパン・ニュートリション
—ひとの栄養改善への道のり—

令和6(2024)年6月20日　　初版第1刷発行

監修者　一般財団法人 日本栄養実践科学戦略機構
著者　中村　丁次
発行者　井上　由香
発行所　第一出版株式会社
〒105-0004
東京都港区新橋 5-13-5　新橋 MCV ビル7階
電話 (03)5473-3100
FAX (03)5473-3166
印刷・製本　大日本法令印刷株式会社

ISBN978-4-8041-1481-1 C1047

https://daiichi-shuppan.co.jp
上記の弊社ホームページにアクセスしてください。
＊訂正・正誤等の追加情報をご覧いただけます。 ＊書籍の内容，お気づきの点，出版案内等に関するお問い合わせは「ご意見・お問い合わせ」専用フォームよりご送信ください。 ＊書籍のご注文も承ります。 ＊書籍のデザイン，価格等は，予告なく変更される場合がございます。ご了承ください。